Le cancer en Tunisie

Une maladie sans nom

Éthique et pratique médicale

fondée par Richard Moreau
Collection dirigée par Roger Teyssou

La collection « Éthique et pratique médicale » est une tribune qui permet à tous les acteurs du monde de la santé, professionnels, enseignants, administrateurs, économistes et patients d'exposer leurs opinions, de décrire leur expérience et de proposer des solutions aux problèmes posés par une profession en pleine mutation, et ce en toute indépendance et en conformité avec la déontologie et les bonnes pratiques médicales.

Dernières parutions

Olivier NKULU KABAMBA, *Les soins spirituels vus par les médecins généralistes belges et les médecins de famille canadiens*, 2025.
Odon NSWELE ILUNDU, *Principes fondamentaux de l'épidémiologie. Concepts, causalité et pratiques*, 2025.
Francine KYABU KYAMANGA, *Spécificités africaines du cancer de la prostate et controverses autour du dépistage. Une revue de littérature*, 2025.
Henry COUDANE (dir.), *La réflexion éthique en chirurgie et dans les pratiques interventionnelles innovantes*, 2025.
Jacques RICHARD, *La médecine à ses frontières, La pratique médicale en question*, 2025.
Laurane GROS, *L'humanisation des soins infirmiers en réanimation. L'empathie des soignants et la résilience des patients*, 2025.
Ali RECHAM (dir.), *Le corps comme laboratoire,* 2025.
Pauline HAULTCOEUR, *Stop la prise de tête avec mon assiette ! Mon histoire à propos des Troubles du Comportement Alimentaire (TCA)*, 2025.
Jean-Michel PELLAT, *La matière et son éminence grise. Des expériences de mort imminente à l'énigme de la conscience*, 2024.
Roch MYLAN ETOU, *Honneurs à la mathématique, Regard épistémologique sur la mathématique*, 2024.
Pierre-Marie TEBEU, *Mes grands pas en gynécologie*, 2024.

Sofiane Bouhdiba

Le cancer en Tunisie

Une maladie sans nom

L'Harmattan

5-7, rue de l'École-Polytechnique - 75005 Paris

www.editions-harmattan.fr

ISBN : 978-2-336-54804-3

EAN : 9782336548043

A la mémoire de Raja…

Le pire dans un cancer
c'est pas ce qu'il te fait à toi,
c'est ce qu'il fait aux
gens que t'aimes... »

Deadpool, Marvel

SOMMAIRE

Avant-propos

Le sida, le Covid-19, autrefois la peste, la variole, le choléra sont des maladies bien connues de l'humanité. Au point d'ailleurs que certaines ont disparu[1], ou quasiment disparu aujourd'hui[2].

Mais d'autres maladies, et en particulier le cancer, objet du présent ouvrage, restent largement méconnues, avec une issue invalidante et souvent fatale.

A ce jour, on estime que chaque année 20 millions de personnes sont diagnostiquées cancéreuses. Près de 10 millions de décès du cancer sont déclarés chaque année[3]. Fort heureusement, la maladie n'est pas systématiquement létale, puisque huit cancéreux hommes sur neuf survivent, le rapport étant de 11 sur 12 chez les femmes[4]. On estime ainsi à 53.5 millions le nombre de personnes encore en vie dans les cinq ans suivant le diagnostic de cancer.

La maladie est très présente dans les foyers, puisqu'on estime qu'environ une personne sur cinq développe un cancer au cours de sa vie. En principe, tout le monde a connu un proche emporté par une forme ou une autre de cancer.

La maladie a également été à l'origine de la création d'organisations internationales spécifiquement dédiées, telles que le Centre International de Recherche sur le

---

[1] L'éradication officielle de la variole a été proclamée en grande pompe le 9 décembre 1979, par l'Organisation Mondiale de la Santé. Voir résolution WHA 33.3 du 8 mai 1980

[2] La peste est désormais exceptionnelle, tandis que le choléra est endémique dans certaines régions, et réapparait de temps à autres au gré des grandes crises humanitaires

[3] Centre International de Recherche sur le Cancer

[4] Soit un taux de survie de 89% chez les hommes et 92% chez les femmes

Cancer (CIRC), l'Union Internationale Contre le Cancer (UICC), l'International Agency for Cancer Research (IACR)… Sans compter les milliers d'associations locales créées au sein des pays.

Il ne s'agissait pas tant pour nous de décrire l'épidémiologie du cancer en Tunisie, mais plutôt de tenter de décrire le plus finement possible les déterminants socioculturels du mal, et surtout de comprendre la nature de la souffrance, et donc la capacité de résilience des personnes touchées d'une manière ou d'une autre par la maladie.

Malgré les difficultés d'enquêter, par rapport à une cause de mortalité plus banale comme les maladies cardio-vasculaires ou les insuffisances respiratoires, nous avons tout de même été en mesure de collecter le matériau nécessaire, notamment sous la forme de statistiques et de rapports institutionnels, ou émanant d'une manière plus ou moins sporadique de la société civile.

Notre participation active à de nombreux travaux de terrain conduits pour le compte d'organisations internationales, les Nations Unies ou Médecins du Monde notamment, nous ont permis d'entrer directement en contact avec des victimes et leurs soignants, mais également avec de petites organisations non gouvernementales locales, ce qui nous a permis de compléter nos recherches sur le sujet.

En 2023, la Tunisie a connu quelques 22 101 nouveaux cas de cancer, toutes localisations confondues, avec une surmasculinité de l'incidence : 11 773 chez les hommes et 10 328 chez les femmes[5]. Les cancers les plus fréquents chez les hommes concernent le poumon, la vessie, la prostate, le côlon et le rectum. Chez les femmes, les

[5] Institut Salah Azaiez, *Registre national des cancers*, Tunisie, 2023. La surmasculinité était relativement modérée, de l'ordre de 1.14

localisations les plus répandues sont le sein, le côlon, le rectum, la thyroïde et le col utérin.

Le cancer est ainsi devenu la première cause de mortalité en Tunisie depuis 2021, représentant aujourd'hui environ 15.6% de l'ensemble des décès, devançant même les causes de décès historiques telles que le diabète (7.6% des décès) et les maladies cardiovasculaires (6.8% des décès).

Au-delà du lourd bilan en vies humaines, on estime que le cancer est la cause de 105 139 années de vie perdues (AVP). Ces dernières sont inégalement réparties entre les hommes (61 484 AVP) et les femmes (43 655 AVP). La moyenne est donc de 10.3 AVP/1000 habitants, soit 12.2 AVP/1000 hommes et 8.6 AVP/1000 femmes[6].

La Tunisie se situe ainsi à mi-chemin entre ses voisins au nord (17.8 AVP/1000 habitants en Europe) et ceux du sud (7.8 AVP/1000 habitants en Afrique[7]).

Le cancer est donc indubitablement un problème majeur de santé publique, d'autant plus que la maladie devrait encore progresser notablement à l'horizon 2040, l'Institut Salah Azaiez prévoyant une incidence de 41 353 nouveaux cas durant les 16 années à venir.

Tunis, le 29 mars 2025
Pr Sofiane Bouhdiba

---

[6] Lazaar-Ben Gobrane Heger, Hajjem Said, Aounallah-Skhiri Hajer, Achour Noureddine, Hsairi Mohamed, *Mortalité par cancer en Tunisie : calcul des années de vie perdues*, in *Santé publique*, Volume 23, n°1, Institut National de la Santé Publique, Tunis, 2011, pp. 31-40

[7] Organisation Mondiale de la Santé, Health Statistics and Informatics Department, *GBD 2004 summary tables*, OMS, Octobre 2008, Genève

Propos Introductif

Les réflexions qui font l'objet de ce livre sont organisées autour de quatre grandes parties, à peu près équilibrées. La première partie de l'ouvrage, répartie en trois courts chapitres introductifs, commence par définir le cancer, avant de décrire brièvement l'épidémiologie du cancer dans le monde.

Nous avons également cru pertinent de nous interroger ici sur la signification profonde de la cause de décès, car « mourir du cancer » nous semble une affirmation bien réductrice.

La deuxième partie du livre traite de l'épidémiologie du cancer dans le cas spécifique de la Tunisie, et est partagée en quatre chapitres. Nous commencerons par contextualiser le cancer, en le replaçant dans le cadre de la transition épidémiologique qu'a connue le pays depuis son accession à l'indépendance en 1956.

Nous examinerons ensuite la mortalité par cancer selon une approche différentielle, en soulignant notamment les effets du sexe et de l'âge sur la répartition des décès. Le cancer de l'enfant, particulièrement dramatique, fera l'objet d'un chapitre spécifique.

Dans sa troisième partie, le livre passera en revue, toujours avec un œil critique, les réponses apportées aujourd'hui par le gouvernement, mais également par la société civile, à la propagation du cancer en Tunisie.

Ainsi, après un bref examen de l'histoire de la carcinologie en Tunisie, tenterons de replacer la stratégie individuelle de survie dans le cadre d'un itinéraire thérapeutique bien particulier.

Nous essaierons ensuite de voir dans quelle mesure la stratégie nationale de prévention et de dépistage du cancer se heurte encore à des barrières, certaines ayant une nature universelle, mais la plupart étant liées à la culture arabo-musulmane.

La dernière partie de l'ouvrage examine la prise en charge du patient cancéreux tunisien, et montre que la victoire sur la maladie, loin d'être une fin en soi, marque au contraire le début d'une nouvelle vie, avec ses joies et surtout ses peines. Car la guérison malmène autant le corps que l'âme.

Loin de nous l'ambition d'observer le cancer d'un point de vue médical. Tout au long de ces pages, nous nous intéresserons d'abord à la manière dont le cancer ronge les hommes, comment il les pousse dans leurs derniers retranchements, qui vers une mort programmée, qui vers une rébellion qui aboutit parfois à une victoire.

Et quelle victoire !

Première partie
LE CANCER

Le cancer n'est pas, comme on le croit souvent, une pathologie récente, qui serait brusquement apparue avec la pollution urbaine ou l'industrie des chips.

Même si on l'inclut aujourd'hui dans la catégorie des « maladies émergentes », sa description remonte en réalité à la plus haute antiquité.

Déjà signalée sous forme de hiéroglyphes dans les anciens textes égyptiens, puis dans les upanishad[8], elle avait commencé été décrite d'une manière plus précise dans les traités d'Hippocrate, de Galien et d'Ambroise Paré[9].

Ce sont les prêtres d'Esculape et Hippocrate lui-même qui avaient forgé le mot, à partir du terme *καρκίνος* (*karkinos*), signifiant crabe en grec.

Il s'agissait plus précisément de la dénomination savante du crabe tourteau, qui a une origine mythologique puisqu'il désignait l'écrevisse qui fait partie de la constellation du Zodiaque. Le mot « cancer » désigne ainsi aujourd'hui autant la maladie que le signe zodiacal.

A un stade évolué du cancer, les nombreuses veines gonflées rayonnant à partir de la masse centrale de la tumeur rappellent en effet la multiplicité des pattes d'un crabe[10].

On perçoit également la prolifération anarchique des tumeurs comme un crabe envahissant, qui s'accroche avec ses pinces aux tissus voisins, les détruisant progressivement[11].

---

[8] Textes sacrés hindous considérés comme révélés, qui remontent à 700 à 300 avant J.-C

[9] Domart André, Bourneuf Jacques, *Larousse de la médecine*, Larousse, Paris, 1971, Tome I, p. 246

[10] Rouëssé Jacques, *Une histoire du cancer du sein en occident. Enseignements et réflexions*, Springer, Paris, 2011, p. XXI

[11] Djemni Hafida, *Cancer, cancérologie*, in Di Folco Philippe, *Dictionnaire de la mort*, Larousse, Paris, 2010, p. 179

Le lien entre la voracité du crabe et la ténacité de l'extension de ses pinces rappellent également le caractère inexorable et destructeur de l'évolution des tumeurs cancéreuses. L'assimilation de la maladie au crabe tient donc autant à son aspect qu'à son caractère prédateur.

C'est d'ailleurs la raison pour laquelle nous avons choisi de faire figurer un crabe dans la couverture du présent ouvrage, ce qui pourrait étonner un lecteur non averti.

Ce n'est pas le cas en Tunisie, mais dans les sociétés européennes francophones, en France, en Belgique, en Suisse, on retrouve parfois dans les épitaphes cette image : « Le crabe m'a rattrapé », « On n'échappe pas au crabe »…

Avicenne confirme l'origine du nom de la maladie en arabe : « Cette maladie a probablement été appelée *saratan* parce qu'elle s'accroche à un organe comme le crabe s'accroche à ce qu'il chasse, ou bien parce qu'elle ressemble au crabe par son apparence ronde et sa couleur, ou que les vaisseaux qui l'entourent représentent les pattes du crabe[12] ».

Largement en avance sur son temps, le médecin persan avait d'ailleurs établi la différence entre le cancer et la sclérose, que l'on confondait encore au moyen âge : « La différence entre le cancer et la sclérose est que la sclérose est une tumeur indolore qui peut se développer.

Quant au cancer, c'est une tumeur qui bouge, augmente et se développe dans les organes. Après un certain temps, elle devient douloureuse et cause la mort de l'organe[13]…

Le cancer se différencie de la sclérose par ses vaisseaux noirâtres et verdâtres qui se propagent dans l'organe comme les pattes du crabe[14] ». Haly Abbas écrit

---

[12] Ibn Sina, *Kitab al Qanûn fi al Tibb*, tome III, p. 136
[13] Ibn Sina, *Kitab al Qanûn fi al Tibb*, tome I, p. 177
[14] Ibn Sina, *Kitab al Qanûn fi al Tibb*, tome III, p. 136

également à propos du cancer : « Sa forme ressemble au crabe.

Ainsi, vous trouvez les vaisseaux de l'organe disposés latéralement par rapport à la tumeur. Ils sont très durs, engorgés de résidus atrabilaires et ressemblent aux pattes du crabe[15] ».

[15] Ali ibn Abbas al-Majusi, *Al Kiteb al Malaki*

Chapitre premier
LE CANCER

Le cancer est en réalité un nom générique attribué à un vaste ensemble d'affections disparates. Aujourd'hui encore, sa définition précise soulève de nombreux problèmes.

En fait, chaque cancer a ses propres causes, facteurs de risque, évolutions et traitements. Au point qu'il nous semble plus opportun d'évoquer *les* cancers plutôt que *le* cancer. Tentons malgré tout de définir la maladie.

Nommer l'innommable

Le cancer put se définir comme une croissance de cellules dans le corps qui présente l

a particularité d'être anormale et incontrôlée, au point qu'on la qualifie d'anarchique. Ces cellules cancéreuses peuvent former des tumeurs, envahir les tissus voisins et se propager vers d'autres parties saines de l'organisme, au travers du processus de la métastase. Quelle que soit sa forme, le cancer présente un caractère récidiviste marqué.

Contrairement aux cellules normales, qui suivent un cycle plus ou moins régulier de croissance, de division et de mort programmée, les cellules cancéreuses échappent à tout mécanisme de régulation. Elles se multiplient sans contrôle, détruisant littéralement l'organe touché, provoquant à terme la mort du patient.

Dans les familles tunisiennes, le cancer est une maladie sans nom, on le désigne d'ailleurs sous l'expression « *elli me tetsemech*[16] », ce qui nous a suggéré le sous-titre du

---

[16] Celle qui ne porte pas de nom

présent ouvrage. Comme si le fait de ne pas nommer pouvait éloigner le mauvais sort, dès lors que l'on s'enquiert de l'état de santé d'un proche, c'est par un chuchotement que l'on désignera la maladie sans nom.

Nous pensions l'exutoire propre à la culture arabo-musulmane, mais il n'en est rien, comme l'expliquent les sociologues françaises Claudine Herzlich et Janine Pierret : « Le cancer fait peur au point que souvent on n'osera pas en parler, ni même prononcer le mot. Le nom même de la maladie semble doté d'un pouvoir magique et sa prononciation, comme déjà pour la tuberculose au XIXème siècle, équivaut à une véritable condamnation…

La crainte d'en parler et de le nommer apparaît à travers cette conversation relatée par une femme de 61 ans hospitalisée en 1974 : « ça y est, j'ai ça[17] ».

Nous croirions entendre notre grand-mère annoncer les nouvelles funestes dans les cercles familiaux, dans les années 1980.

Ne pas nommer le mal, c'est aussi un premier pas vers une stratégie de déni durable : ne pas vouloir savoir, puis faire comme si on ne savait pas, et parfois penser que ce n'est pas vrai, autant de manières d'approcher et de gérer une maladie sans nom. A l'autre extrémité du triangle hippocratique, le médecin nomme la maladie, la classe, la hiérarchise.

Car, pour Hippocrate « L'art de la médecine se compose de trois termes : la maladie, le malade et le médecin. Le médecin est le desservant de l'art. Le malade doit s'opposer à la maladie avec l'aide du médecin[18] ».

---

[17] Herzlich Claudine, Pierret Janine, *Malades d'hier, malades d'aujourd'hui*, Payot, Paris, 1984, pp. 86-87

[18] Hippocrate, *Epidémies I* ; voir également Gourevitch Danielle, *Le Triangle hippocratique dans le monde gréco-romain : le malade, sa maladie et son médecin*, Ecole Française de Rome, 1984

Encore faudrait-il, pour respecter la triangularité malade-maladie-médecin, que le patient accepte son statut de malade.

Classification des cancers

Jusque vers le milieu du XVIIème siècle, les médecins se basaient encore sur la classification binaire des tumeurs, faite par Claude Galien au IIème siècle.

Ce dernier distinguait les tumeurs suivant la nature, tels que les seins à la puberté, l'utérus lors de la grossesse ou les cals osseux, et les tumeurs *proeter naturam*[19], considérées de nature humorale. Galien attribuait d'ailleurs l'étiologie de cancer à un déséquilibre entre les humeurs[20], et notamment la bile noire[21].

Le chirurgien français Paul Broca évoque encore cette classification au milieu du XIXème siècle : « Toutes les tumeurs *contre nature* étaient censées être produites par l'une des humeurs de l'économie, et voilà pourquoi on les appelait les *tumeurs humorales*.

Dans cette catégorie était rangée toute tumeur solide ou liquide formée par une humeur séparée des autres, et pouvait être désignée sous le nom d'abcès (apostème en grec) qui plus tard n'a désigné que les collections purulentes[22] ».

---

[19] Contre la nature

[20] La théorie des humeurs, largement popularisée par le corpus hippocratique, constitue le fondement de la médecine antique occidentale. Le corps serait ainsi constitué de quatre éléments fondamentaux – l'air, le feu, l'eau et la terre – possédant respectivement les qualités de froid, chaud, humide ou sec. En vertu de cette théorie, qui sera reprise par la médecine arabo-musulmane sous le terme ambigu de *iitidal* (équilibre), c'est le déséquilibre entre les quatre éléments qui est à l'origine de la maladie

[21] Le Goff Jacques, Sournia Jean-Charles, *Les maladies ont une histoire*, Seuil, Paris, 1985, p. 75

[22] Broca Paul, *Traité des tumeurs*, P. Asselin, Pars, 1866, Tome I, p. 2

C'est à peu près à cette même époque que d'autres expressions plus ou moins pédantes apparaissent, comme « production accidentelle », qui désignait autant les cancers que les cicatrices[23], et qui sera finalement abandonnée.

D'autres néologismes du XIXème siècle seront plus heureux, et en particulier « néoplasme » que nous retrouvons encore aujourd'hui dans les classifications officielles, comme la Classification Internationale des Maladies (CIM) publiée et régulièrement mise à jour par l'Organisation Mondiale de la Santé[24] (OMS), ou à un niveau plus local dans les nomenclatures nationales des ministères de la Santé des différents pays.

Les médecins de l'antiquité grecque distinguaient ensuite deux types de tumeurs contre nature, selon leur gravité et leurs chances de guérison : le *squirrhos* était encore considéré comme curable, tandis que le *carcinoma* était forcément létal, et ne nécessitait plus l'intervention du praticien.

Cette distinction était fondamentale, car dans l'antiquité la notion d'acharnement thérapeutique était inconnue, le médecin n'étant tenu d'intervenir que jusque dans certaines limites. La frontière entre la marge d'action du *iatros*[25] et du divin était quasiment palpable.

Le médecin grec Celse[26] employait le mot *kakoethos* pour désigner une tumeur susceptible de guérir, mais qui pouvait dégénérer en cancer occulte, avant de se transformer en ulcère puis en tumeur charnue[27].

---

[23] Rouëssé Jacques, Une histoire du cancer du sein en occident. Enseignements et réflexions, Springer, Paris, 2011, p. 4

[24] Nous en sommes actuellement à la onzième version de la CIM

[25] Médecin en grec

[26] Aulus Cornelius Celsus, 25 avant J.-C.-50 après J.-C.

[27] Celsus Aulus Cornelius, *De arte medica* ; pour le texte français, voir Fouquier P.-E., Ratier F.-S., *Traité de médecine en huit livres*, J.-B. Baillière, Paris, 1824, Livre V, section XXVIII, p. 302

Un siècle plus tard, le médecin syrien Archigène d'Apamée, connu pour avoir introduit des termes médicaux obscurs, confirme cette distinction entre le cancer guérissable et celui avancé, qui ne peut plus avoir qu'une issue funeste : « Le médecin peut traiter un cancer occulte, mais le cancer déclaré est au-dessus des ressources de l'art[28] ».

Les médecins arabo-musulmans faisaient également cette distinction fondamentale entre les squirrhes et les cancers. Avicenne écrivait ainsi : « La distinction entre squirrhos et cancer dépend de la présence ou de l'absence de d'inflammation, de pulsations ou de vaisseaux périphériques…

Le cancer est une tumeur atrabilaire due à la combustion de la bile jaune. Il diffère du squirrhos par la présence de douleur, de pulsations et par la croissance rapide de sa taille, sa capacité au transfert. Il comporte des structures simulant les pattes de crabe, de couleur foncée verdâtre, ou même noirâtre.

Le cancer diffère aussi du squirrhos par le fait qu'il est souvent primaire, alors que le squirrhos est souvent secondaire aux tumeurs chaudes. Le cancer est sensible alors que le squirrhos est insensible[29] ».

Avicenne se base encore largement sur la médecine des humeurs, mais il évoque un concept avant-gardiste, celui de « transfert », équivalent de la métastase moderne.

On retrouve également dans la pensée d'Avicenne le fondement de la biopsie, qui consiste aujourd'hui à prélever un échantillon de tissu ou de tumeur afin de l'examiner au microscope.

---

[28] De la Berge Louis Fleury, Monneret Edouard, *Compendium de médecine pratique ou Exposé analytique et raisonné des travaux dans les principaux traités de pathologie interne*, Béchet jeune, Paris, 1837, tome II, p. 75

[29] Ibn Sina, *Kitab al Qanûn fi al Tibb*, Ezzeddine, Beyrouth, 1993, p. 1943

Cette intervention chirurgicale permet de diagnostiquer le cancer, et un résultat négatif est systématiquement à l'origine de vives manifestations de joie.

Combien de fois a-t-on vu des femmes recourir, dans les couloirs mêmes des hôpitaux, à la *sadaqa*[30] en apprenant que la petite boule, voire la pomme retirée par le chirurgien n'était en fait qu'un fibrome.

Le médecin andalou Albucassis[31] se fondait davantage sur une interprétation des couleurs et de la température : « Les signes du squirrhos atrabilaire sont la couleur noirâtre, la froideur et la consistance très dure. La pérennisation et l'apparition de vaisseaux rouges noirâtres, de pulsation et de chaleur signifient la cancérisation[32] ».

La distinction entre squirrhes et cancers était fondamentale dans la médecine arabo-musulmane, car c'est à partir de là qu'il devenait possible de déterminer la thérapie à suivre.

Rhazès recommandait ainsi : « La différence entre les deux est que le squirrhos est indolore, insensible et sans chaleur perceptible. Il ne possède pas de vaisseaux satellites. On ne doit pas en faire l'exérèse[33] même s'il siège au niveau des extrémités (les doigts, le nez, les lèvres) car son exérèse provoquerait de graves complications. Cependant le squirrhos érosif cancérisé doit être excisé[34] ».

---

[30] Aumône. Pilier de l'islam au même titre que la chahada (témoignage de foi), la prière, le jeûne et le pèlerinage. Dans les sociétés maghrébines, il est d'usage de donner de l'argent à un nécessiteux lorsqu'on apprend une bonne nouvelle : test négatif, réussite au baccalauréat, obtention du permis de conduire…

[31] Abou el Kacem Khalef ibn Abbas al Zahraoui

[32] Abou el Kacem Khalef ibn Abbas al Zahraoui, *Attasrif li man ajiza anal taalif*, Manuscrit de la Bibliothèque Nationale, n°118571, Tunis, p. 287

[33] Intervention chirurgicale visant à retirer les lésions cutanées telles que les cicatrices chéloïdes, les kystes ou les grains de beauté

[34] Abou Bakr al Razi, *Al Haoui*

Au XVIIIème siècle, le médecin écossais Guillaume Buchan reprendra ce lien indéfectible entre les cancers curables et ceux funestes : « Si le squirrhe se convertit si souvent en cancer, le mauvais traitement et les applications de remèdes contraires en sont les causes les plus communes et les engorgements et les obstructions doivent être considérés comme les premiers degrés du squirrhe[35] ».

Aujourd'hui, les oncologues maintiennent encore implicitement cette distinction entre les bons et les mauvais cancers, et plus précisément entre les tumeurs bénignes et malignes, mais on emploie désormais une classification en trois grandes catégories, à savoir les carcinomes, les sarcomes et les tumeurs hématopoïétiques.

On parle de carcinome lorsque les cellules cancéreuses se développent dans les tissus qui recouvrent les organes, par exemple dans le cas d'un cancer du sein ou de la prostate.

Les oncologues évoquent un sarcome lorsque les cellules cancéreuses se développent dans les tissus de support, tels que les os (ostéosarcome), la graisse (liposarcome) ou encore les muscles (rhabdomyosarcome). Enfin, le cancer hématopoïétique regroupe les cancers du sang (leucémie) ou ceux qui affectent les organes lymphoïdes, le lymphome par exemple.

Concrètement, c'est la plutôt la localisation des tumeurs qui oriente aujourd'hui la désignation des cancers : le médecin déclarera ainsi un cancer du sein, de la peau, de la prostate…

---

[35] Buchan Guillaume, *Médecine domestique ou Traité complet des moyens de conserver en santé, et de guérir les maladies, par le régime et les remèdes simples : Ouvrage utile aux personnes de tout état, et mis à la portée de tout le monde*, Froullé, Paris, 1789, tome III, p. 411

Les déterminants du cancer

Un cancer se développe lorsque des cellules normales se transforment en tumeurs malignes. Cette mutation irrémédiable résulte d'une synergie que l'on commence aujourd'hui à comprendre, entre des facteurs génétiques et des éléments exogènes.

Ces derniers peuvent être des cancérogènes physiques, tels que l'exposition exagérée à des rayons ultraviolets ou des radiations ionisantes.

On sait ainsi que l'exposition aux rayonnements ultraviolets du soleil ou des cabines de bronzage artificiel agresse les cellules cutanées et détruit les gènes des cellules exposées, favorisant les cancers de la peau.

De ce point de vue, le cancer peut donc être raisonnablement considéré comme une maladie professionnelle dans certaines activités spécifiques.

Les pilotes de ligne et le personnel navigant des compagnies aériennes auraient ainsi deux fois plus de risques de développer un mélanome[36], que le reste de la population, car les avions commerciaux volent généralement à 9 000 mètres d'altitude là où l'intensité des rayons ultraviolets, qui ont une action cancérigène bien établie, est deux fois plus forte.

La navigation au-dessus d'épaisses couches de nuages aggrave les risques, car elle renvoie, comme avec des miroirs géants, jusqu'à 85 % des rayons ultraviolets[37].

Les études mettant en lien l'activité des travailleurs avec des risques spécifiques d'exposition à des facteurs cancérigènes peuvent ainsi prendre une dimension qui

---

[36] Cancer de la peau

[37] Sanlorenzo Martina, Vujic Igor, Posch Christian, Cleaver James, Quaglino Pietro, Ortiz-Urda Suzana, *The risk of melanoma in pilots and cabin crew UV measurements in flying airplanes*, in *Journal of the American Medical Association dermatology*, Avril 2015, 151 (4), pp. 450-452

dépasse largement le seul domaine scientifique, car il s'agira de savoir si les employeurs doivent ou non prendre en charge les thérapies, parfois lourdes, de leur personnel.

D'autres cancérogènes ont une nature chimique, par exemple l'amiante, la fumée du tabac, l'alcool, l'aflatoxine[38], l'arsenic[39], ou biologiques, tels que les infections dues à certains virus, bactéries ou parasites.

De ce fait, le cancer revêt un caractère évitable marqué, au sens où on aurait pu éviter sa survenue si on n'avait pas été exposé aux déterminants exogènes connus, tels que le soleil, l'amiante, le tabac…

L'Organisation Mondiale de la Santé estime ainsi que 30% à 50% des cancers pourraient être aujourd'hui prévenus si on parvenait à éviter les facteurs de risque, au travers de stratégies préventives. Le cas du tabagisme, facteur de risque majeur du cancer du poumon, n'est plus à démontrer.

Si l'incidence du cancer croît inexorablement avec l'âge, c'est également dû au fait du cumul systématique des expositions aux différents éléments en cause. La régénération cellulaire tend également à ralentir avec l'âge, favorisant ainsi la survenue des cancers.

Les réponses

Au-delà de l'évitement pur et simple des facteurs de risques majeurs, au travers de programmes d'information et de sensibilisation du grand public, les stratégies de santé publique s'organisent aujourd'hui autour de la détection précoce et, plus en amont, au niveau de la prise en charge.

La détection des premiers signes se fait à travers le diagnostic précoce et le dépistage du cancer, le but étant

---

[38] Toxines produites par des moisissures (mycotoxines), et notamment les champignons des régions chaudes et humides

[39] Que l'on absorbe dans l'eau potable

de pouvoir agir avant que les tumeurs ne se multiplient d'une manière anarchique.

Ainsi, un cancer diagnostiqué rapidement peut souvent permettre une guérison. C'est d'ailleurs ce qui fait la différence entre ceux qui sont rapidement emportés par un cancer, et ceux qui survivent.

Les ministères de la Santé publique doivent donc être capables de conduire simultanément une stratégie push – proposer des services efficaces de détection des signes avant-coureurs du cancer – mais également, et c'est là que les médecins sont moins dans leur élément, maintenir dans le temps long une stratégie pull, c'est-à-dire sensibiliser le grand public à fréquenter les services de prévention.

Déjà difficiles à mettre en œuvre dans les sociétés occidentales, les stratégies de prévention peuvent se heurter à des barrières culturelles quasi insurmontables dans de nombreuses nations du Sud.

Allez donc demander à un Tunisien en bonne santé de faire un examen de dosage des PSA dans le sang[40], voire un toucher rectal !

Les barrières culturelles, sociales, économiques, voire religieuses peuvent alors se cumuler pour renforcer le fatalisme des populations face au cancer.

Dans tous les cas, si le dépistage met en évidence des anomalies, des examens supplémentaires doivent être faits pour permettre de poser un diagnostic définitif, et donc d'orienter le patient vers un service de traitement adapté.

Aujourd'hui, le traitement du cancer repose sur trois protocoles possibles : un traitement systémique d'abord, c'est-à-dire selon les cas une chimiothérapie, un traitement hormonal, ou une thérapie biologique plus ciblée.

---

[40] Le PSA est une protéine spécifique de la prostate (Prostate Specific Antigen). La quantité de PSA dans le sang est dosée par une prise de sang, et doit être inférieure à 4 ng/ml (nano grammes par millilitre), valeur à relativiser selon l'âge du patient

On peut également recourir à la radiothérapie, lorsque le système de santé le permet, car les infrastructures sont extrêmement coûteuses.

En dernier recours, le chirurgien intervient pour effectuer une ablation de l'organe tuméfié. Un protocole, non moins délicat à mettre en œuvre, existe également pour les patients condamnés.

Les soins palliatifs

C'est dans les années 1960 que les soins palliatifs sont nés au Royaume-Uni, sous l'impulsion de Cicely Saunders, une infirmière énergique et bien déterminée à soigner les cancéreux en fin de vie[41].

Elle aura d'ailleurs été à l'origine de la création en 1967 du Saint Christopher's Hospice de Londres, que l'on considère aujourd'hui comme le premier hospice spécialisé en soins palliatifs. Un peu plus tard en France, vers la fin des années 1970, la mise en place des soins palliatifs est encore un projet porté par des infirmières.

Le philosophe français Patrick Vespieren résume l'essence des soins palliatifs, que beaucoup de soignants ont encore du mal à bien comprendre : « Accompagner quelqu'un, ce n'est pas le précéder, lui indiquer la route, lui imposer un itinéraire, ni même connaitre la direction qu'il va prendre ; mais c'est marcher à ses côtés en le laissant libre de choisir son chemin et le rythme de son pas[42] ».

Et de fait, le cancer se révèlera un terrain privilégié des soins palliatifs. En effet, dès lors que le cancer atteint un stade où il n'est plus guérissable, les médecins peuvent

---

[41] Du Boulay Shirley, *Cicely Sanders: A life and legacy*, Hodder and Staunton, Londres, 1984

[42] Vespieren Patrick, *Face à celui qui meurt. Euthanasie, acharnement thérapeutique, accompagnement*, Desclée de Brouwer, Paris, 1984

décider d'entamer un protocole de soins palliatifs, qui ne vise plus à sauver le patient, mais à alléger ses souffrances, améliorer sa qualité de vie sur les plans tant physique que psychologique, et à renouer, voire préparer ses adieux à ses proches.

On peut alors se demander si le patient, qui est finalement le plus concerné, est vraiment en accord avec cette stratégie. Selon le Centre d'Action Laïque de la Province de Namur par exemple, « Les services de soins palliatifs considèrent que si le patient en fin de vie est bien entouré et bien soigné, il ne manifeste que rarement le souci d'écourter sa vie.

Cette assertion est à relativiser car l'expérience montre que les soins palliatifs – ou supportifs – n'ont nullement éteint cette affirmation claire de soi que l'on peut entendre parfois dans les souhaits d'en finir avec la vie[43] ».

Une réflexion qui peut nous laisser bien perplexes. En tous les cas, au sein des hôpitaux tunisiens, nous n'avons pas été confrontés à une situation dans laquelle un patient, même en stade final, demandait clairement au corps médical d'abréger ses souffrances.

C'est peut-être à ce niveau que les différences entre les pays sont les plus significatives. Car le rapport à la mort varie fortement d'une société à une autre. Les dimensions religieuses notamment, font que les soins palliatifs proposés par un service de cancérologie ne présenteront pas les mêmes caractéristiques à Stockholm qu'à Kuala Lumpur ou à Oran.

---

[43] Centre d'Action Laïque de la Province de Namur, *A corps perdu. La mort en face*, Mardaga, Anvers, 2010, p. 221

Chapitre II
LE CANCER DANS LE MONDE

Le cancer est aujourd'hui considéré comme une maladie sociale, pour souligner l'existence d'un lien avec les nouveaux modes de vie, tels que l'urbanisation, l'alimentation inadéquate ou l'émission de gaz polluants.

On le qualifie aussi de maladie émergente, au sens où il n'aurait pas existé d'une manière significative dans les sociétés du passé.

On peut toutefois supposer que le cancer causait de très nombreux décès depuis la plus haute antiquité, sans que les médecins aient pu être en mesure, avec le niveau de connaissances de l'époque, de poser un diagnostic précis.

Une maladie ancienne ?

Le médecin croate Mirko Dražen Grmek confirme cette hypothèse : « Chez l'homme moderne, on trouve des métastases osseuses chez au moins un quart des cancéreux.

Il suffirait donc d'examiner à peine une centaine de squelettes d'un cimetière du XXème siècle pour être presque sûr de trouver un cas de maladie cancéreuse. Or, les résultats des investigations ostéo-archéologiques ne s'accordent point avec ces données statistiques.

S'il est vrai que le sceau du cancer peut être constaté sur les os humains de n'importe quelle époque, il n'empêche que sa présence est très rare sur les spécimens antérieurs à l'âge moderne. Pour les périodes s'échelonnant de la préhistoire au XVIème siècle, sa fréquence, difficilement chiffrable, est certainement et largement au-dessous d'un pour mille.

A notre connaissance, on n'a encore identifié aucun cas certain de tumeur maligne sur les ossements anciens en Grèce. Dans les pays limitrophes, on a signalé un cas étrusque de métastases crâniennes malignes[44].

A part quelques exemples de tumeurs bénignes, notamment deux ostéomes du fémur de Karataş[45], il n'y a absolument aucun indice ostéo-archéologique concernant les maladies néoplasiques[46] dans la préhistoire et l'antiquité grecque.

Il ne faut pas en tirer de conclusions hâtives. D'après les œuvres d'art, il semble que les Grecs aient connu et figuré le cancer du sein et le sarcome de l'orbite, mais ces diagnostics d'archéologie médicale ne sont pas irrécusables[47] ».

Il est vrai que l'absence d'un sein sur une sculpture ou une toile par exemple, ne suffit pas à diagnostiquer une mammectomie, il peut s'agir de la représentation d'une amazone, ou simplement d'une aplasie mammaire[48]. Certaines œuvres de la Renaissance, telles que *Bethsabée au bain*, *Orphée et Eurydice* ou *Samson et Dalila*, peuvent ainsi nous laisser perplexes.

Les portraits de ces trois femmes posant nues et portant les signes avant-coureurs d'un cancer du sein avaient d'ailleurs appuyé la campagne de sensibilisation au cancer du sein, menée en 2017 par la Breast Cancer Foundation en Nouvelle-Zélande.

---

[44] Spécimen n°1474 du Musée archéologique national de Florence

[45] « Pierre noire », district de la province d'Adana, en Turquie, situé au bord de la mer Méditerranée

[46] Tumeur constituée de cellules qui prolifèrent de façon excessive

[47] Grmek Mirko Dražen, *Les maladies à l'aube de la civilisation occidentale*, Payot, Paris, 1983, p. 113. Voir également Grmek Mirko Dražen, *La paléopathologie des tumeurs osseuses malignes*, in *Histoire des sciences médicales*, 9, n° 1, 1975-1976, pp. 21-50

[48] Poitrine naturellement peu ou pas développée

Le cancer est donc une maladie très ancienne, et qui contrairement à ce que beaucoup pensent, a traversé les âges et les civilisations. L'une des premières descriptions du cancer provient du papyrus d'Edwin Smith[49].

Le papyrus décrit plusieurs maladies et blessures, dont les tumeurs du sein, qu'il présente comme incurables, malgré une bien improbable cautérisation. Certaines momies égyptiennes montrent également des signes de tumeurs osseuses, confirmées par des radiologies.

Le cancer dans le monde

Le cancer représente un problème de santé publique de plus en plus grave dans le monde, et notamment dans les pays les plus pauvres. En effet, l'idée selon laquelle le cancer est une maladie émergente spécifique aux pays riches n'est plus d'actualité depuis bien longtemps.

C'est d'une double peine qu'il s'agit désormais dans les populations les plus démunies : en plus de faire face aux traditionnelles maladies infectieuses et parasitaires, héritage de la misère[50], les sept milliards d'individus vivant dans les pays en développement[51] doivent faire face à cette maladie émergente qu'est le cancer.

En 2022, le Centre International de Recherche sur le Cancer (CIRC[52]) fait un constat alarmant : 20 millions de nouveaux cas de cancer ont été déclarés, et 9.7 millions de

---

[49] Papyrus traitant de thérapies, datant d'environ 1600 avant J.-C., bien qu'il fasse lui-même référence à des textes encore plus anciens (environ 3000 avant J.-C. ?)

[50] Il existe également un lien entre les maladies infectieuses et le risque de développer un cancer. Dans les pays à revenu faible ou intermédiaire par exemple, environ 30% des cas de cancer sont imputables à des infections telles que l'hépatite ou l'infection par le papillomavirus humain

[51] 6.87 milliards, selon le Fond Monétaire International

[52] Agence de l'Organisation Mondiale de la Santé

décès ont été enregistrés[53]. Par ailleurs, on estime à 53.5 millions le nombre de personnes qui sont encore en vie, cinq ans après avoir été diagnostiquées d'un cancer.

Concrètement, environ une personne sur cinq développe cette maladie au cours de sa vie, ce qui signifie que quasiment toutes les familles sont confrontées à au moins un cas. La létalité est effrayante, puisqu'un homme sur neuf succombe à son cancer, contre une femme sur 12.

Des inégalités flagrantes

Le cancer s'inscrit comme un révélateur parmi d'autres des inégalités de développement entre les différents pays. Ains, seuls 39% des pays offrent aujourd'hui à leurs citoyens les services essentiels de prise en charge du cancer. Ils sont encore moins nombreux, de l'ordre de 28%, à être en mesure d'assurer des soins palliatifs[54].

La radiothérapie par exemple, est systématiquement proposée dans les hôpitaux des grandes villes européennes, mais inexistante dans la plupart des centres de soin des capitales africaines.

De même, la transplantation de cellules a 12 fois plus de chances de figurer dans les prestations de santé des pays à revenu élevé. C'est la raison pour laquelle il est de tradition, dans les pays en développement, dont la Tunisie d'ailleurs, de décider en dernier recours « d'aller se soigner à l'étranger ».

Le cancer contribue également à aggraver les inégalités de genre au sein des pays, puisque l'épidémiologie varie selon le sexe. Chez les femmes, le cancer du sein prédomine, et représente même dans certains pays la principale cause de décès. Chez les hommes, c'est le

---

[53] Les décès ne concernent pas forcément les cas déclarés la même année

[54] OMS, *Enquête mondiale sur le cancer*

cancer du poumon, suivi par la prostate et le colon, qui représentent un enjeu majeur de santé publique.

Cette différence peut dans certains cas contribuer à aggraver les disparités de santé entre les deux sexes, voire augmenter la surmortalité féminine. En effet, dans un contexte de ressources limitées, les gouvernements pourraient attribuer les budgets au détriment des pathologies féminines.

Ainsi, dans les pays ayant un Indice de Développement Humain (IDH) très élevé, une femme sur 12 reçoit un diagnostic de cancer du sein au cours de sa vie et une femme sur 71 en décède.

Dans les pays à IDH faible en revanche, seulement une femme sur 27 reçoit un diagnostic de cancer du sein au cours de sa vie, et une femme sur 48 en meurt.

Les principales catégories de cancer

En 2022, les cinq principaux types de cancer dans le monde sont ceux du poumon (2.5 millions de nouveaux cas, soit 12.4% de l'incidence totale), du sein (2.3 millions de cas, ce qui représente 11.6% de l'incidence totale) et le cancer colorectal (1.9 million de cas, soit 9.6% des nouveaux cas).

Viennent ensuite les cancers de la prostate avec 1.5 million de cas (7.3% des nouveaux cas) et de l'estomac (970 000 nouveaux cas, soit 4.9% des cas diagnostiqués).

Si on examine de plus près les statistiques mondiales de mortalité, on constate que le cancer du poumon est aujourd'hui la principale cause de décès par cancer (1.8 million de décès en 2022, soit 18.7% du total des décès par cancer), suivi du cancer colorectal (900 000 décès, soit 9.3%), du cancer du foie (760 000 décès, soit 7.8%), du cancer du sein (670 000 décès, ce qui représente 6.9% des décès mondiaux par cancer) et du cancer de l'estomac (660 000 décès, soit 6.8%).

Le cancer du poumon est donc indubitablement le cancer le plus courant dans le monde, ce qui est probablement lié à la persistance du tabagisme en Asie. Mais les facteurs de risque sont très nombreux, et beaucoup restent encore méconnus.

Les facteurs de risque

Le développement du cancer est influencé par plusieurs facteurs de risque, certains étant universels, tandis que d'autres sont liées à des spécificités locales, telles que l'alimentation, les habitudes de vie, le maillage industriel…

Globalement, l'OMS estime qu'environ 40% des cas de cancer dans le monde pourraient être évités par la réduction de l'exposition aux principaux facteurs connus de risque.

Parmi ces derniers, le tabagisme serait responsable de 22% des décès par cancer, notamment pour les cancers du poumon, du larynx et de la bouche. L'obésité, qualifiée de mal du siècle – mais lequel ? – est un facteur de risque majeur pour plusieurs types de cancer, dont celui du sein, du côlon et du pancréas.

On sait également que près de 4% des décès par cancer dans le monde – foie, œsophage, sein – seraient liés à la consommation d'alcool, tandis que l'exposition involontaire à la pollution de l'air, les pesticides et autres produits chimiques cancérigènes est un facteur majeur de cancer dans les zones urbaines les plus densément peuplées[55].

---

[55] Rappelons ici que le taux d'urbanisation mondial est de 56% en 2024

Enfin, même si le cancer n'est pas considéré comme une maladie infectieuse, les infections chroniques sont tout de même responsables d'environ 15% des cancers dans le monde, notamment en Afrique et en Asie.

Le papillomavirus humain (HPV) par exemple, peut être à l'origine du développement d'un cancer du col de l'utérus, de même que les hépatites B et C sont souvent responsables du cancer du foie.

Une géographie du risque

Le niveau de la mortalité peut varier selon différents facteurs liés aux caractéristiques de l'espace environnant. La distribution très variée des risques et des dangers selon le lieu d'habitation peut provoquer de grandes disparités, même entre deux espaces limitrophes, par exemple deux quartiers au sein d'une même ville.

L'exemple de l'étonnante mortalité de la rue de Chaillot à Paris est souvent cité pour illustrer ces dichotomies sanitaires spatiales : curieusement, en 1832 lors de la terrible épidémie qui avait ravagé la capitale, le choléra avait fait 41 victimes du côté des numéros impairs de la rue, et seulement cinq du côté pair[56].

Outre les explications farfelues, telles que des sorts jetés sur les habitants du côté impair de la rue, une malédiction ou encore l'influence de la pleine lune, deux explications plausibles sont possibles.

D'abord, la rue de Chaillot, unité administrative homogène, formait la frontière entre deux Paris, l'un populaire, l'autre bourgeois. Les chiffres ont probablement été manipulés afin de souligner davantage la différence de mortalité entre deux populations socialement différentes.

---

[56] Bourdelais Patrice, Raulot Jean-Yves, *Une peur bleue. Histoire du choléra en France*, Payot, Paris, 1930

Une autre explication avait été donnée par l'Atlas du préfet Poubelle[57]. Celui-ci indique que l'eau desservant les fontaines publiques du côté des numéros impairs provient de la pompe à feu de Chaillot, donc de la Seine, contaminée, alors que l'autre côté de la rue était alimenté par une eau saine pompée dans le canal de l'Ourcq[58].

Que conclure de cela, sinon que la mortalité peut être très étroitement liée à l'espace géographique étudié. Cette anecdote historique montre également que deux espaces très proches, séparés simplement par une rue, peuvent connaître des situations fondamentalement opposées, du point de vue de la mortalité.

Le même constat avait été fait en ce qui concerne le cancer en Afrique. L'anthropologue française Claudine Brelet nous rappelle ainsi que « Avant la guerre de 1939-1945, plusieurs médecins ont remarqué l'extrême rareté du cancer dans des régions de l'Afrique subsaharienne encore peu touchée par le « rouleau compresseur tout-puissant de la civilisation occidentale », selon une expression chère à l'ethnologue Jean-Paul Lebeuf.

Après avoir passé vingt-cinq années en Afrique centrale et australe, le grand explorateur David Livingstone (1813-1873) considérait que le cancer n'existait pas dans ces régions encore vierges[59] ».

Perspectives

Malgré le prodigieux développement des techniques médicales, on estime que la charge des cancers devrait augmenter d'ici à l'horizon 2050. 35 millions de nouveaux cas de cancer devraient être enregistrés en 2050, soit une

---

[57] Inventeur de l'objet du même nom

[58] Société Belge de Démographie, *Historiens et populations*, Academia, Louvain La Neuve, 1991, p. 227-228

[59] Brelet Claudine, *Médecines du monde*, Robert Laffont, Paris, 2002

augmentation de 77% par rapport à l'incidence de 20 millions de cas en 2022.

On peut avancer plusieurs explications, et en premier lieu l'accélération du vieillissement de la population mondiale.

On peut également mettre en cause la persistance des facteurs de risque connus, tels que le tabagisme, l'alcoolisme, la sédentarité, l'obésité, la pollution de l'air, l'alimentation déséquilibrée…

Le cancer reste l'une des principales causes de mortalité dans le monde, mais les perspectives évoluent grâce aux avancées médicales, aux politiques de prévention et aux innovations technologiques.

Rappelons enfin que le cancer peut affecter, comme de nombreuses pathologies, autant les êtres humains que les animaux. Tout comme chez les humains, il résulte d'une croissance incontrôlée de cellules malignes, qui peuvent former des tumeurs et envahir d'autres parties du corps.

En Tunisie comme ailleurs, le cancer représente une cause majeure de mortalité, en particulier chez les individus âgés.

Parmi les cancers les plus courants, on retrouve les tumeurs mammaires, plus fréquentes chez les chiennes non stérilisées, les lymphomes, ou encore l'ostéosarcome, relativement fréquent chez les grandes races comme le dogue allemand ou le rottweiler.

D'autres animaux domestiques, tels que les chats, les chevaux, sont souvent affectés à des formes plus ou moins graves de cancers.

Les connaissances en matière de cancer chez les animaux sauvages est moins avancée. On sait toutefois que les facteurs favorisant les cancers peuvent être génétiques, ou liés à l'alimentation, l'environnement…

Chapitre III
LA CAUSE DU DECES

Connaître la cause d'un décès revêt une importance particulière. Cela est peut-être dû au mystère qui l'entoure, comme le suggère Edgar Morin : « Aussi le problème le plus passionnant, et plus mystérieux encore que celui, en voie de résolution, de l'origine de la vie, est bien celui de l'origine de la mort ».

Avant de tenter d'observer l'évolution des cancers en Tunisie, selon quelques critères démographiques, géographiques, économiques, sociaux... il convient d'affiner au préalable l'analyse, en tentant de privilégier le *cur* au *quo modo*, le pourquoi des choses avant les circonstances.

Des années de pratique dans des terrains difficiles nous ont amené à constater que ce n'est guère une tâche aisée.

La transition épidémiologique

La plupart des pays développés ont connu, depuis la fin de la 2nde guerre mondiale, une quasi-disparition des pathologies infectieuses et parasitaires. L'éradication de fléaux millénaires tels que la peste, le choléra ou plus récemment la variole aura certainement été l'une des plus grandes victoires médicales de l'Homme moderne.

De nouvelles causes de décès, non moins redoutables, sont néanmoins apparues : ce sont les pathologies dites « sociales », car iatrogènes, créées de toutes pièces par l'Homme, du fait de son comportement dans une société en constant changement.

Les accidents de la route, les pathologies cardio-vasculaires et le cancer, dont il sera question ici, en sont des exemples typiques.

Ce changement opéré dans la structure par cause des décès au sein de nombreuses populations dans le monde est désigné sous l'expression « transition épidémiologique[60] ».

Notre ambition est de tenter de comprendre ici, à travers l'observation de l'évolution des causes de décès en Tunisie, la place occupée par le cancer dans cette transition épidémiologique.

L'amélioration de la précision du diagnostic médical et de l'autopsie, fruits de la modernisation du plateau technique médical, ainsi que l'augmentation des effectifs de médecins hyper-spécialistes, ont contribué à l'émergence des cancers.

Certains auteurs vont même jusqu'à qualifier la transition épidémiologique de « production sociale », en ce sens que l'environnement scientifique et médiatique, et notamment en milieu urbain, ne fait finalement que révéler et mettre en valeur un phénomène qui existait déjà.

En 1971, l'épidémiologiste Abderrahmen Omran avait publié une étude fondamentale, exposant sa théorie de la transition épidémiologique. Selon lui, les maladies infectieuses et parasitaires, ainsi que les maladies de carence, représentaient autrefois la principale cause de décès dans le monde.

Elles ont ensuite fortement reculé, et même disparu dans certaines contrées du globe, pour laisser la place à de « nouvelles » pathologies.

A propos de ces pathologies nouvelles, le géographe français Henri Picheral précise que « Elles ne sont

---

[60] On retrouve également dans la littérature l'expression « transition sanitaire »

nouvelles que parce qu'elles ne surviennent et ne tuent qu'à partir d'un certain âge.

Paradoxalement, c'est l'augmentation de l'espérance de vie qui a révélé ces causes de décès ! Auparavant, on mourait jeune, avant même que ces maladies n'aient eu le temps de se développer ».

Le qualificatif « nouvelles » est certes sujet à critique, car la question qui pourrait se poser à ce niveau de la réflexion est la suivante : s'agit-il réellement de nouvelles causes de décès ?

Certes, les cancers existaient depuis l'antiquité, mais l'état de la médecine ne permettait pas de les diagnostiquer. Avons-nous la preuve, par exemple, que la terrible maladie qui terrassa Saint Louis à Tunis n'était pas en réalité un insidieux cancer ?

Toujours est-il que le concept de transition épidémiologique d'Omran, qui sera repris par les gérontologues américains Jay Olshansky et Brian Ault en 1986, puis par le démographe français Jacques Vallin en 1993, comporte trois phases principales.

Tout commence par la phase initiale, « the age of pestilence and famine » : la majorité des décès sont causés par les maladies de carence et les maladies infectieuses et parasitaires.

C'est l'époque des épidémies meurtrières « capables d'enrichir l'Achéron en un seul jour » et des grandes famines qui ont servi de toile de fond à toute une littérature médiévale.

Pour résumer, la mortalité était élevée et l'espérance de vie courte. Cette situation a prévalu jusqu'à l'avènement de la révolution industrielle.

C'est alors qu'est apparue la Phase de transition épidémiologique, « age of receeding pandemics », durant laquelle il y a eu une régression des principaux indicateurs de mortalité, mais surtout un recul des maladies infectieuses et parasitaires en faveur des maladies dégénératives telles que les tumeurs, les cardiopathies ou le diabète.

Enfin, il y a eu ce qu'Omran avait désigné sous l'expression de « phase finale », ou « age of degenerative and man-made diseases ».

Durant cette étape décisive, parallèlement à l'augmentation de l'espérance de vie, les maladies chroniques et iatrogènes, avec en tête les pathologies cardio-vasculaires et les cancers, représentent désormais les principales causes de décès. Cette phase a été observée au début des années 1960 dans la plupart des pays industrialisés.

Des pays limitrophes peuvent se situer à différentes phases de la transition épidémiologique. A l'intérieur même d'un pays, des situations épidémiologiques divergentes flagrantes peuvent coexister.

Henri Picheral va même plus loin, en écrivant : « Dans une même ville, on peut trouver, côte à côte, d'un quartier à l'autre, toutes les phases de la transition épidémiologique, accolées dans l'espace, décalées dans le temps ».

Une quatrième phase, désignée sous l'expression « age of delayed degenerative diseases », dominée par les maladies dégénératives aux âges élevés, a été introduite dans ce modèle par Olshanky et Ault en 1986. Elle correspond à la situation sanitaire prévalant aujourd'hui dans les pays du Nord.

Ces sociétés, ayant bénéficié d'un progrès médical sans précédent, connaissent aujourd'hui un double mouvement de recul de la mortalité par maladies chroniques qui caractérisait la phase précédente : une diminution pure et simple des taux de mortalité par maladies chroniques d'abord, mais également un retard de leur apparition puisque ces maladies se déclarent désormais à un âge de plus en plus avancé.

Dans cette mode au découpage des processus mortels, le démographe français Jean-Marie Robine pousse les limites plus loin encore en évoquant une improbable cinquième phase, « le temps des limites » : « Cette phase [la quatrième] s'achèvera sûrement un jour avec l'avènement d'une nouvelle phase.

S'agira-t-il du « Temps des Limites » ou d'autre chose, nous n'en savons rien. Mais aujourd'hui, tout à l'exploration de son territoire, l'homme découvre des étapes imprévues comme celles que l'on peut vivre entre 110 et 120 ans ».

La plupart des pays industrialisés se situent actuellement à la fin de la 3ème et au début de la 4ème phase, à des stades plus ou moins avancés. Les Européens, avec à leur tête les Britanniques, ont entamé la première phase vers le milieu du XIXème siècle, puis les Nord-américains et les Australiens les ont rejoints à la fin du XIXème siècle, suivis enfin par les Japonais vers le milieu du XXème siècle.

En Tunisie comme ailleurs, la mortalité causée par des maladies transmissibles a reculé, au détriment des maladies non transmissibles, dont le cancer.

On peut le voir clairement dans les deux graphiques ci-dessous :

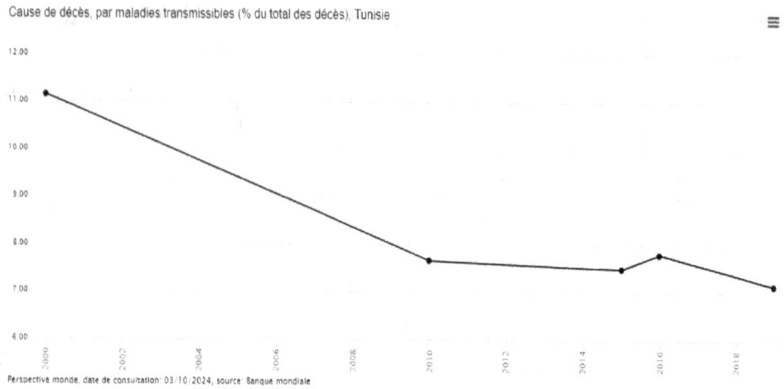

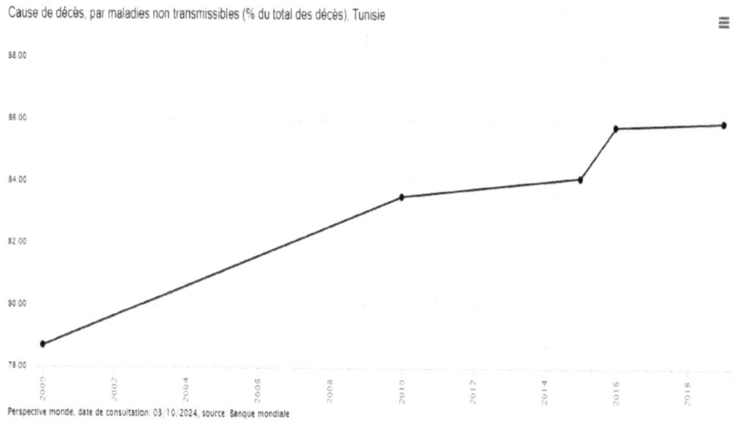

La cause du décès

L'histoire statistique de la mortalité tunisienne a accusé un retard important, puisque la mise en place d'un registre officiel des causes de décès ne date que des années 1990. Il faut reconnaître que les sociétés occidentales connaissent une large avance dans ce domaine.

En attestaient les « chercheuses » de Londres, ces femmes d'un certain âge, souvent recrutées parmi d'anciennes matrones, et qui parcouraient les villes de la capitale anglaise dès 1623, recueillant dans les foyers des informations sur les causes et les circonstances précises des décès des habitants.

Durant une bonne partie de son histoire, l'Homme a accepté la mort avec résignation, et de ce fait la question de la cause de décès a longtemps été occultée par l'attribution de la mort à la providence, comme en atteste le démographe belge Eric Vilquin : « La naissance, la maladie et la mort avaient toujours été l'affaire exclusive de la providence ».

Ce n'est que durant la deuxième moitié du XVIIIème siècle que de nombreuses et louables tentatives de classification scientifique des causes de décès ont été faites.

On peut citer le *Genera morborum* du naturaliste suédois Carl von Linné, élaboré en 1761, ou le *Nosologia methodica, editio ultima*, publié par le médecin français François Boissier de Sauvages de Lacroix en 1768.

En 1761, le ministre du Culte néerlandais Matthias Van Geuns tente de mettre au point une méthode pour expliquer un décès *per causas et rationes sua*[61].

Il distingue ainsi deux approches différentes mais néanmoins complémentaires, basées sur deux visions de la cause de décès.

La première est la *causa proxima, vera et physica*, qui entraîne la disparition de la « faculté irritable » de la fibre vivante, autrement dit la destruction totale de la faculté de répondre à des stimuli ; il s'agit en fait de la cause immédiate de la mort, que l'on définira infra.

La deuxième est la *causa particulare, proxima remotae, et mortem producenter*, c'est à dire la ou les causes particulières qui entraînent la première.

---

[61] Par ses causes et ses raisons

Aujourd'hui, l'Organisation Mondiale de la Santé donne des causes de décès la définition suivante : « Toutes les maladies, états morbides ou blessures qui ont abouti ou contribué au décès, ainsi que les circonstances des décès ou des actes de violence qui ont provoqué ces blessures[62] ».

La cause de décès procède en réalité d'un enchaînement complexe, au sein duquel il faudrait faire une distinction entre la cause immédiate, la cause initiale et la cause associée du décès.

La cause immédiate est définie par le diagnostic clinique du médecin qui constate le décès. S'il s'agit d'un décès par maladie, la cause immédiate du décès correspondra à la phase d'évolution terminale de la maladie, ou à une complication éventuelle.

En cas de mort violente, la cause immédiate du décès sera la nature du traumatisme fatal. En remontant la chaîne de causes, il se trouvera nécessairement en amont une cause initiale de décès.

C'est la cause originelle, à laquelle il convient de toujours se référer en amont du processus mortel. Toutes les autres causes de décès, et en fin de chaîne la cause immédiate, ne sont finalement que la conséquence directe ou indirecte de la cause initiale du décès.

En cas de décès par maladie, la cause initiale sera la maladie qui a entraîné le processus morbide ayant conduit à la mort. En cas de mort violente, il s'agira des circonstances ayant conduit au traumatisme fatal. En général, il existe une seule cause de décès initiale.

Le troisième type de cause de décès est la cause associée. Il s'agit en fait des différents états morbides ou physiologiques, ou des circonstances ayant contribué, même de manière très indirecte, à la mort. C'est assurément la cause la plus délicate à cerner lors de

---

[62] Organisation Mondiale de la Santé

l'observation du processus mortel, notamment lorsqu'il s'agit d'un cancer.

Nous avions eu l'occasion de consulter des certificats de décès conservés dans les archives du Centre Hospitalo-Universitaire Charles Nicolle et de l'Unité d'information sur le vieillissement et les causes médicales de décès à l'Institut National de la Santé Publique (INSP), et nous avons constaté que c'est généralement la cause immédiate qui est seule mentionnée sur le document officiel, tous les autres facteurs étant plus ou moins occultés.

Dans la pratique, il semblerait que la connaissance exacte de la cause de la mort soit bien délicate, puisque le certificat de décès, si précis soit-il, négligera systématiquement les causes socioculturelles profondes du décès constaté.

Le démographe qui enquête sur la mortalité devra ainsi remonter à des facteurs socioculturels plus lointains, tels que la situation financière de la famille, l'insalubrité du logement, le régime alimentaire, les éventuelles addictions…

Il est donc impératif de rechercher, au-delà des causes cliniques immédiates d'un décès par cancer, les différents facteurs sociaux, culturels et économiques qui agissent en synergie, car si l'on veut comprendre les ressorts de la mortalité par cancer, il importe de définir avec précision tous les éléments qui en sont à l'origine.

C'est l'approche privilégiée par l'épidémiologiste américain Henry Mosley, pour qui « Les causes de décès ne doivent pas être considérées comme des déterminants biologiques de la mortalité, mais comme le dernier maillon de la chaîne allant des facteurs socio-économiques à la mort, en passant par un certain nombre de variables intermédiaires ».

Le démographe français Jacques Vallin écrit quant à lui : « La mortalité en bas âge et dans l'enfance est généralement la conséquence finale d'une série d'épisodes morbides (et de leurs synergies biologiques) affaiblissant l'enfant. Elle n'est que rarement le résultat d'un seul épisode isolé de maladie ».

Sa singulière vision de la mort comme une succession d'états morbides ne se limite pas à la seule enfance, puisqu'il écrit également : « La mort ne peut plus être considérée comme un événement brutal, mais plutôt comme l'aboutissement d'un long processus durant lequel l'individu a souffert, plus ou moins longuement, de maladies ou de handicaps qui, combinés à ses caractéristiques génétiques et physiologiques, ont modifié ses risques de décès ».

Comment, dès lors, distinguer les poids relatifs, les « taux de participation » de chaque cause de décès ? Jacques Vallin propose d'appréhender le risque de décéder comme une véritable fonction pondérée de tous les risques connus durant le vécu de chaque individu.

Il avance même, dans un souci de modélisation de la cause de décès, plusieurs possibilités de pondération : « On pourrait, par exemple, caractériser chaque individu, à âge égal, par un indice moyen de toutes les situations qu'il a traversées.

On peut au contraire penser que l'importance des expériences vécues décline à mesure que le temps passe et accorder en conséquence davantage de poids aux expériences les plus récentes. Il est également possible que les conditions et expériences très récentes n'aient pas eu le temps de peser sur la mortalité, et qu'il faille donc au contraire leur accorder un poids plus faible ».

La vision d'une « mort coupée », chère à l'anthropologue français Louis-Vincent Thomas, s'applique plus particulièrement au cas du cancer : « Jamais isolée sur un territoire spécifique, la mort est incernable au niveau du temps : il n'y a pas un instant du décès. Et l'on meurt toujours par degrés, car la mort est un processus, et par morceaux ou par organes, progressivement[63] ».

Malgré ces difficultés d'ordre méthodologique, il faut reconnaître que, depuis le milieu des années 2000, la compilation des causes de décès s'est nettement améliorée en Tunisie, et on dispose aujourd'hui de statistiques à peu près fiables[64].

Ces dernières doivent toutefois être considérées avec précaution en ce qui concerne les tranches d'âge supérieures à 85 ans, du fait des polypathologies et de l'imbrication conséquente des causes de décès, mais également de l'existence de trop nombreux cas de « maout tabyya[65] ».

Les problèmes posés par la définition de la cause du décès

La définition exacte de la cause du décès, établie officiellement par un certificat médical en bonne et due forme, peut donner lieu à controverse, du fait des imprécisions, voire même des contradictions qui peuvent lui être attachées.

En effet, il peut arriver que le médecin soit dans l'obligation de recourir au témoignage des proches, ce qui risque de fausser le diagnostic, car ceux-ci pourraient cacher des éléments d'informations capitales pour l'établissement du certificat de décès.

Par exemple, les membres de la famille peuvent oublier certains épisodes morbides, ou encore occulter d'éventuels

---

63 Vincent Louis-Thomas, *La mort aujourd'hui*, Editions du titre, Paris, 1988, pp. 13-14

64 Sous l'impulsion de l'éphémère Unité de recherche sur le vieillissement et les causes médicales de décès, organe dépendant de l'Institut National de la Santé Publique (INSP)

65 Mort naturelle

comportements tels que l'abus d'alcool ou l'absorption de médicaments périmés, ou encore de fâcheux épisodes de violences familiales.

Par ailleurs, les divers changements opérés dans la Classification Internationale des Maladies (CIM) ne permettent pas toujours d'obtenir des statistiques régulières et cohérentes sur les causes de décès sur de longues périodes, et le démographe doit alors composer avec la discontinuité des statistiques disponibles.

Si certains passages d'une classification à l'autre ne posent pas de problèmes majeurs, il est parfois difficile de reclasser des causes de décès d'une période à l'autre.

Cela a été le cas, par exemple, du passage de la 5ème révision de la CIM, qui a eu lieu en 1938, à la 6ème révision de 1948, d'abord par les changements importants dans la nomenclature des causes de décès, mais surtout par le véritable changement d'esprit qu'il a traduit, et qui est dû aux progrès particulièrement rapides de la médecine entre le début et la fin de la 2nde guerre mondiale.

Depuis le 1er janvier 2022, c'est la 11ème CIM qui est entrée en vigueur[66]. Cette onzième révision, particulièrement complexe, contient environ 17 000 codes uniques, plus de 120 000 termes codifiables et est entièrement numérique.

La Tunisie a adopté ce modèle, pour plusieurs raisons, et d'abord en sa qualité de membre de l'Organisation Mondiale de la Santé. Par ailleurs, sur le plan réglementaire, la dernière révision de la CIM facilite les formalités relatives à l'état civil, et permet de faire des comparaisons internationales.

Sur le plan statistique, le nouveau modèle unifié de la CIM permet une collecte plus fiable des informations sur les causes de décès et l'état sanitaire de la population, ce qui facilite la recherche scientifique dans le domaine de

---

[66] Voir annexe

l'épidémiologie, mais également l'élaboration et le suivi des programmes de santé publique.

Enfin, l'utilisation d'une même nomenclature permet aujourd'hui, dans le contexte de mondialisation que l'on connait, de comparer les profils épidémiologiques des différents pays.

Deuxième partie
LE CANCER EN TUNISIE

Aujourd'hui, sous l'effet de nombreux facteurs, la plupart étant encore inconnus, et qui agissent en synergie, le cancer représente un enjeu majeur de santé publique en Tunisie.

En 2022, le pays a connu environ 20 551 nouveaux cas de cancer[67]. Cette forte incidence est en augmentation constante, faisant écho aux tendances observées dans les pays voisins de la région.

Comme ailleurs, les hommes sont d'abord concernés par le cancer du poumon, tandis que les femmes sont plutôt exposées au cancer du sein.

Nous rappellerons brièvement les facteurs majeurs de risque, tels que les prédispositions génétiques, les modes de vie ou la pollution de l'environnement.

Notons que des biais sont systématiquement introduits dans les chiffres, puisque ces derniers prennent en compte, comme le veut la législation tunisienne, le lieu de déclaration du décès, qui n'est pas nécessairement le lieu où est né le défunt, et encore moins celui où il a vécu.

De nombreuses personnes originaires des zones rurales de l'intérieur du pays se déplacent vers Tunis pour s'y faire soigner, et meurent finalement dans un hôpital de la capitale.

Ces décès gonfleront fictivement la masse des décès par cancer urbains, et notamment ceux de la capitale et des grandes villes comme Sfax, Sousse ou Nabeul.

Ce phénomène, relativement fréquent dans les pays insuffisamment urbanisés[68], est facilité par l'attraction qu'exerce l'infrastructure sanitaire surdéveloppée de Tunis sur les populations des gouvernorats satellites. Le développement des moyens de transport public facilite ces flux et contribue de ce fait à amplifier les biais.

---

[67] Ministère de la Santé

[68] Le taux d'urbanisation en Tunisie est de 70% environ

Par ailleurs, une partie de la population résidant en zone urbaine passe la majeure partie de sa vie à l'intérieur de locaux de travail, qui ne présentent pas nécessairement les mêmes caractéristiques environnementales (qualité de l'air ambiant, accès aux soins, alimentation,...) que leur lieu d'habitation.

Un ingénieur habitant un quartier résidentiel de Tunis, par exemple, peut passer plus de 12 heures par jour dans l'enceinte polluée d'une usine située dans une zone industrielle à plus de 60 km de son domicile.

En poussant plus en avant ce raisonnement, la question suivante se pose d'emblée : faut-il inclure les citadins tunisiens travaillant dans les zones rurales dans la population urbaine, puisqu'ils résident en ville ?

Ou bien faudrait-il au contraire les considérer comme des ruraux, dans le sens où ils sont exposés aux mêmes risques de mortalité que les paysans, du fait des mauvaises prestations médicales d'urgence, de l'eau potable de moins bonne qualité, de l'hygiène douteuse de la restauration locale,... ?

Véronique Dupont et Eva Lelièvre auraient donc raison d'affirmer que « Pour comprendre le processus d'urbanisation, il paraît réducteur de rattacher les individus à un lieu de résidence unique et, pour analyser la dynamique de la ville, d'étudier seulement la population urbaine définie comme celle résidant dans l'espace urbain délimité par son espace bâti[69] ».

Il est vrai qu'il serait plus logique d'adopter une approche globale, recadrant l'individu par rapport à son espace de vie global, constitué par l'ensemble des lieux

---

[69] Dupont Véronique, Lelièvre Eva, *La ville, antenne villageoise. Observations indiennes*, in *Actes du colloque Association Internationale des Démographes de Langue Française « Croissance démographique et urbanisation »*, Presses Universitaires de France, Paris, 1993, p.117

dans lesquels il évolue. Il s'agit de l'espace où il travaille, où il passe ses heures de loisir, où il mange, où il fait ses courses, et pas uniquement le lieu où il dort.

Chapitre IV
CANCER ET TRANSITION EPIDEMIOLOGIQUE

Ce chapitre examine les causes de décès urbains en Tunisie, depuis le début du XVIIIème siècle jusqu'à nos jours, en essayant de vérifier dans quelle mesure le cancer y était déjà une cause de mortalité importante.

Jusqu'au milieu du XXème siècle, les statistiques de mortalité, tenues par l'administration coloniale française, concernent la seule ville de Tunis, là où se concentraient les hôpitaux et les administrations. Même si la situation sanitaire de Tunis était loin de refléter de l'ensemble du pays, il peut être intéressant de l'examiner de près.

La mortalité à Tunis depuis le XVIIIème siècle

Le chroniquer tunisien Hamouda Ben Abdelaziz[70] écrivait, à propos de la mortalité dans la ville de Tunis au XVIIIème siècle : « La capitale atteignit dans son développement un apogée qui signifiait le plein épanouissement de la jeunesse.

Sa population s'accrut à un tel point qu'on se bouscule sur les voies publiques devenues trop petites pour la foule de passants. Le fait est à imputer à l'absence de pestes catastrophiques, de famines mortelles, et de batailles.

En effet, Tunis n'a pas connu d'épidémie depuis l'an 1705 jusqu'à cette année, c'est à dire 1776. Il n'y eut pas non plus de famine mortelle à une exception bénigne qui se place sous le régime de Ali Pacha[71] vers 1740.

[70] Lorsque Hamouda Pacha devient Bey en 1782, il est nommé ministre et premier secrétaire (*bach kateb)*

[71] Bey de Tunis de 1735 à 1756

Les guerres civiles qui troublèrent le pays ne firent pas un nombre élevé de victimes. Quand il n'existe aucune de ces trois causes de morts, les créatures se multiplient car le nombre de naissances est toujours bien supérieur à celui des décès[72] ».

Il s'agit probablement là de la plus ancienne trace écrite sur la mortalité urbaine en Tunisie, que notre revue de la littérature a permis de relever.

Il faudra attendre la deuxième moitié du XIXème siècle pour voir émerger une certaine prise de conscience de la nécessité de la mise en place d'une procédure rigoureuse permettant le suivi systématique des statistiques de décès dans la ville de Tunis.

En effet, c'est en consultant les dossiers de correspondances du chef de la police de la capitale en 1867, que nous avons relevé la première preuve de l'intérêt accordé par les dirigeants du pays à une crise de mortalité, en l'occurrence l'épidémie de choléra qui avait ravagé Tunis durant l'été de cette même année.

A travers ses rapports quotidiens, le chef de la police informait ses supérieurs du nombre des morts, mais également – là est la nouveauté – des circonstances des décès, à savoir le quartier où a eu lieu l'événement, l'âge, la confession et la cause du décès[73].

Cette dernière mention revêt une importance particulière durant les épidémies, car elle permet d'isoler les foyers de pestilence, et donc de contrôler la contagion.

Théoriquement, les causes de décès devaient être systématiquement notées sur des registres, disposés à cet effet dans les administrations des grandes villes, depuis 1840. Pratiquement, ces registres sont restés pendant

---

[72] Ben Abdelaziz Hamouda, *El kiteb el bachi*, Tunis, 1776, pp. 252-254

[73] Archives nationales de Tunisie, *Séries historiques, dossier 818, carton 69*

longtemps incomplets et fantaisistes, inutilisables en tous cas pour l'élaboration de statistiques continues et sérieuses.

Entre 1889 et 1912, le taux de mortalité de la ville de Tunis, qui atteignait alors le niveau dramatique de 38‰[74], était paradoxalement bien plus élevé que dans les campagnes environnantes.

L'explication tient peut-être au fait que les autorités protectorales avaient amélioré quelque peu l'infrastructure sanitaire rurale : des infirmeries rurales avaient été créées, et des médecins de colonie français y avaient été affectés pour répondre aux besoins sanitaires des colons et des « indigènes »[75].

A contrario, la ville de Tunis, qui avait pendant longtemps drainé une importante population misérable et désœuvrée, en quête de jours meilleurs, offrait des conditions d'hygiène fort précaires. La forte pression démographique, favorable à la promiscuité, aggravait la virulence des épidémies.

Pourtant, un *Bulletin municipal de la ville de Tunis* relève ce qui suit : « Bilan de la variole à Tunis en 1909 – 69 cas, et 35 décès. Le taux de mortalité est de 18.2/100000 habitants. Il est équivalent au taux de mortalité des villes françaises.

Il n'en reste pas moins que ce petit nombre de variole permet de classer Tunis parmi les villes du monde ayant le moins de décès par variole[76] ».

D'autres témoignages illustres datant de la fin du XIXème siècle donnent également une image rassurante de la situation sanitaire de Tunis. Guy de Maupassant écrit

---

[74] *Premier essai démographique de la ville de Tunis,* in *Revue politique et parlementaire*, Tunis, Juillet 1942

[75] *Médecin du bled. Sur les pas du médecin de colonie dans le Protectorat tunisien (1881-1956),* L'Harmattan, Paris, 2013

[76] *Bulletin municipal officiel de la ville de Tunis*, Janvier/février/mars 1910, Tunis, p. 163

par exemple : « Eh bien, non ! Tunis est une ville saine, très saine !

L'air infect qu'on y respire est vivifiant et calmant, le plus apaisant, le plus doux aux nerfs surexcités que j'ai jamais respiré. Après le département des Landes, le plus sain de France, Tunis est l'endroit où sévissent le moins toutes les maladies ordinaires de nos pays. Cela paraît invraisemblable, mais cela est…

Questionnez les statistiques, vous apprendrez qu'on y meurt de ce qu'on appelle, peut-être à tort, sa belle mort beaucoup plus souvent que de vos maladies…

En réalité, la salubrité indiscutable de Tunis est stupéfiante et ne peut être attribuée qu'à la pureté parfaite de l'eau qu'on boit dans cette ville, ce qui donne absolument raison aux théories les plus modernes sur le mode de propagation des germes morbides[77] ».

On peut se demande ici si « belle mort » fait référence à une mort naturelle, ou plutôt à une polypathologie, au sein de laquelle le cancer occupait probablement une place de choix.

Le médecin français Georges Daremberg écrit, à peu près à la même époque : « On peut dire que les institutions hygiéniques de la ville de Tunis sont dans un état de défectuosité déplorable, et que malgré cela, en temps ordinaire, c'est à dire quand il n'y a pas d'épidémies, la santé publique n'y est pas plus mauvaise que dans la plupart des villes d'Europe.

Pour résoudre tout de suite ce problème qui semble paradoxal, nous dirons que la ville de Tunis est sans cesse balayée par les vents[78] ».

Les années 1920 ont ensuite été les témoins de pics de mortalité effrayants dans le protectorat, sous l'effet combiné des vagues incessantes d'épidémies qui ont

---

[77] De Maupassant Guy, *La vie errante*, Paris, 1890, pp.158-160

[78] Daremberg Georges, *En Orient et en occident*, Masson, Paris, 1883

ravagé les grandes villes du pays, et notamment le typhus, la variole et le paludisme[79].

Pourtant, Charles Nicolle écrira dans un célèbre article publié en 1921, alors qu'il dirigeait l'Institut Pasteur de Tunis : « Oui les rues arabes sont étroites, mais les maisons qu'elles séparent n'ont pas plus d'un étage et chacune de celles-ci loge une cour souvent vaste. Qu'il y a loin des dimensions de ces cours à celles des courettes mesurées des immeubles parisiens ?

La plus pauvre chambre arabe avec ses murs nus et froids et son inconfort évident l'emporte encore au point de vue de l'hygiène sur ces cabanons…

Qu'on visite la Petite Sicile, la Petite Calabre[80], certaines maisons neuves de la rue de Londres et qu'ensuite on conclue[81] ».

Les chiffres sont parfois trompeurs : ayant observé dans les grandes villes tunisiennes une augmentation des décès entre 1942 et 1945, nous avions d'abord pensé qu'il s'était agi d'une épidémie.

En réalité, durant ces trois années marquées par la seconde guerre mondiale, il y a eu une vague de déclarations fictives de décès, elle-même faisant suite à une vague de déclarations fictives de naissances.

En effet, du fait des difficultés d'approvisionnement et du rationnement conséquent, les familles tunisiennes avaient intérêt à déclarer de fausses naissances, afin de bénéficier de bons de ravitaillement supplémentaires.

Ces naissances fictives feront par la suite l'objet de déclarations de décès tout aussi fictives, dans le but

---

[79] *Médecin du bled. Sur les pas du médecin de colonie dans le Protectorat tunisien (1881-1956),* L'Harmattan, Paris, 2013

[80] Quartiers portuaires de Tunis

[81] Nicolle Charles, *La destruction de la Tunis arabe : l'argument des démolisseurs*, in Dépêche tunisienne, Tunis, 20 avril 1921

d'éviter les contrôles et les éventuelles mesures de sanction de la part des autorités[82].

Plus tard, entre 1955 et 1965, le nombre des décès va encore doubler tout aussi fictivement, avec la réglementation de la déclaration des événements démographiques à l'état civil.

La population urbaine a donc été particulièrement sensibilisée à accomplir ses devoirs civiques, et notamment à déclarer les décès auprès des services municipaux.

Entre 1965 et 1969, des pics de mortalité sont apparus d'une manière aussi soudaine qu'éphémère, du fait d'une forte mortalité infantile, elle-même due à une faible production agricole et une série d'inondations.

Concernant la répartition des décès selon le sexe, nous avons observé une surmortalité féminine durant les années 1960, du fait de l'obligation pour les veufs voulant se remarier de présenter une déclaration de décès en bonne et due forme de leurs anciennes femmes[83].

Après ce bref aperçu historique de la mortalité urbaine en Tunisie, il convient à présent d'entrer résolument dans le vif du sujet et d'évaluer le rôle joué par le cancer dans la structure par cause des décès.

Les causes de décès à Tunis au début du XXème siècle

L'étude scientifique des causes de décès dans les villes tunisiennes remonte au début du XIXème siècle. En 1806 déjà, le docteur Louis Frank, qui fut médecin du Bey de Tunis Hamouda Pacha, écrivait des notes, qui seront publiées par la suite par son ami Jean-Joseph Marcel dans

---

[82] Ben Haj Abdelaziz, *La mortalité en Tunisie*, Thèse de Doctorat de 3ème cycle en Démographie, Université de Paris I, Paris, 1990

[83] Ben Haj Abdelaziz, *La mortalité en Tunisie, Thèse de Doctorat de 3ème cycle en Démographie*, Université de Paris I, Paris, 1990

son Histoire de Tunis[84] : « Une maladie cutanée, que j'avais vue également chez les nègres au Kaire, où elle est nommée vulgairement Eech-el-Medyneh (mot à mot style de vie de la ville), sans doute parce qu'on la regarde comme un effet de l'acclimatement et du changement que subissent les nègres dans leur manière de vivre et leur nourriture… ». Une manière de désigner certains cancers de la peau ?

Il aura fallu attendre encore un siècle encore pour que les premières statistiques de causes de décès soient publiées.

C'est le *Bulletin sanitaire de la ville de Tunis*, établi par le Bureau d'hygiène qui présente, pour le mois de mars 1911[85], la première ébauche de profil épidémiologique pour la ville de Tunis, selon les ethnies.

Comme on peut le constater dans le tableau ci-dessous, le cancer y apparait assez timidement. Au point d'en être suspect.

---

[84] *La revue maghrébine d'endocrinologie-diabète et de reproduction* n°4, volume 3, Tunis, Décembre 1997, p.137

[85] *Tunisie médicale* n° 64, Tunis, mai 1989, p.175

Décès selon la cause et l'ethnie à Tunis en mars 1911

Cause de décès	Français	Musulmans	Israélites tunisiens	Italiens	Anglo-maltais et autres	Total
Typhus exanthématique	0	2	0	0	0	2
Fièvre typhoïde	0	3	1	3	0	7
Rougeole	0	9	0	9	0	18
Variole	0	16	2	1	1	20
Coqueluche	0	10	1	6	3	20
Diphtérie	1	1	1	0	1	4
Pneumonie	1	5	0	2	0	8
Tuberculose	7	51	3	6	3	70
Scarlatine	0	0	0	0	0	0
Grippe	0	2	0	0	0	2
Cancer	1	1	1	1	0	4
Fièvre méditerranéenne	0	0	0	0	0	0
Affections puerpérales	0	4	0	1	0	5
Paludisme	0	0	0	1	0	1
Dysenterie	0	0	0	0	0	0
Gastro-entérite	0	17	3	4	1	25
Méningite	0	6	4	2	1	13
Congestions et hémorragies cérébrales	0	3	3	2	0	8
Néphrites	0	11	4	2	1	18
Morts violentes	0	3	0	2	0	5
Suicides	0	0	0	0	0	0
Autres causes	21	145	23	30	5	224
Mort-nés	1	11	5	9	2	28
Total	32	300	51	81	18	482
Mortalité au-dessous de 2 ans	3	94	20	34	10	161

(Source : *Tunisie médicale*)

La première remarque qui vient à l'esprit en observant ces chiffres est la suivante : sur les 482 décès constatés durant le mois de mars, 300 cas (soit 62.2% du total des décès du mois) concernent des musulmans, et 32 cas seulement (soit 6.6%) concernent des français.

Cela souligne bien l'existence, en cette période trouble de l'histoire tunisienne, d'une discrimination entre, d'une part une population bénéficiant d'une infrastructure médicale d'un niveau proche de celui de la métropole, et de l'autre une population « indigène » mal soignée, dont les enfants sont prématurément fauchés par les maladies contagieuses, telles que la variole, la coqueluche ou la rougeole.

Le manque d'hygiène, l'ignorance des méthodes simples de lutte contre les affections bénignes de la petite enfance, associés à la promiscuité, sont certainement les causes principales de la forte prévalence de ces pathologies dans les familles tunisoises.

Le tableau indique par ailleurs que 31.3% des décès de musulmans ont lieu avant le deuxième anniversaire (94 cas déclarés), et que la proportion de décès de mort-nés est relativement importante (3.7% des cas).

Enfin, on peut penser que la faible part des décès par cancer (0.8%) est probablement due à la méconnaissance des symptômes et au manque de fiabilité des diagnostics de ces décès.

Après cette première approche historique, essayons à présent de voir comment a évolué la situation quelques décennies plus tard, en examinant les statistiques de décès par cause de la ville de Tunis entre 1947 et 1950.

Les causes de décès à Tunis à la fin des années 1940

Il n'existe aucune statistique concernant la mortalité au niveau national avant 1960, c'est pourquoi nous nous sommes contenté, pour avoir une idée de la situation à la fin des années 1940, des chiffres relatifs à la seule ville de Tunis.

Mais voyons d'abord si les statistiques de décès publiées à cette époque étaient véritablement fiables, avant de les commenter.

Le Service Tunisien des Statistiques, ancêtre de l'Institut National de la Statistique (INS) actuel, publiait séparément les statistiques relatives aux trois communautés qui vivaient alors à Tunis, les Chrétiens (essentiellement des Français, des Italiens et des Maltais), les Juifs et les Musulmans. C'est cette dernière population, composée essentiellement de Tunisiens, qui retiendra notre attention.

Ces chiffres doivent toutefois être considérés avec une grande prudence, car la régularité et la sincérité des déclarations des décès à l'état civil de l'époque sont douteuses. Les taux de mortalité à Tunis selon l'ethnie, figurant dans les annuaires statistiques de 1947, sont un exemple de l'incertitude des chiffres qui prévalait à l'époque :

Taux de mortalité selon l'ethnie à Tunis, 1919-1947

Année	Taux de mortalité (‰)		
	Européens	Musulmans	Israélites
1919-1923	16.6	16.3	21.9
1924-1928	16.9	18.1	19.8
1929-1933	15.4	17.3	18
1934-1938	14.1	16.6	17
1939-1944	16.6	18.8	23.5
1945-1947	11.9	15	16.2

(Source : INS, *Annuaires statistiques de la ville de Tunis*, 1947)

Le faible écart – à peine plus de 3 points pour la dernière période – entre les taux de mortalité des populations européenne et musulmane est surprenant. En effet, les niveaux de vie des deux populations étant très différents, la mortalité des musulmans aurait dû être très nettement supérieure à celle des européens.

A la fin des années 1940, et au vu des données du Service Tunisien des Statistiques[86], la population musulmane de Tunis présentait le profil épidémiologique suivant :

Cause des décès des Musulmans à Tunis, 1947-1950

Cause de décès	**Proportion (%)**
Maladies infectieuses et parasitaires	26.1
Cancers et tumeurs	1.1
Maladies du système nerveux et des organes des sens	4.5
Maladies de l'appareil circulatoire	6.8
Maladies de l'appareil respiratoire	18.2
Maladies de l'appareil digestif	28.4
Maladies de l'appareil génito-urinaire	4.5
Vices de conformation et débilité congénitale	10.2
Total	100

(Source : Service Tunisien des Statistiques, *Situation sanitaire et démographique de la ville de Tunis, analyse décennale portant sur la période 1940 à 1950*, STS, Tunis, 1952)

Les causes mentionnées sur les bulletins de décès étaient, le plus souvent, la cause immédiate du décès, et non pas celles qui ont « fait le lit de la maladie ».

Par ailleurs, n'ont pas été pris en considération les décès classés dans les rubriques « autres causes déterminées » et « causes indéterminées ».

Plus du quart des habitants décédés dans la ville de Tunis mouraient des suites de maladies infectieuses et parasitaires (dont 67% de cas de tuberculose, et notamment la tuberculose respiratoire).

Par ailleurs, il semblerait que les maladies infectieuses et respiratoires affectaient surtout les hommes, puisque

[86] Service Tunisien des Statistiques, *Situation sanitaire et démographique de la ville de Tunis, analyse décennale portant sur la période 1940 à 1950*, STS, Tunis, 1952

pour ces pathologies on observe une surmortalité masculine de 1.56[87].

En particulier, les cas de tuberculose se manifestaient surtout dans les quartiers à forte densité et les ghettos, et frappaient essentiellement les familles les plus démunies, car deux facteurs créaient un terrain favorable à ce mal : la sous-alimentation et la promiscuité.

L'autre grande cause de décès dans la ville de Tunis – avec 28% des cas de décès – était représentée par les maladies de l'appareil digestif. Il s'agissait essentiellement (dans 87% des cas) des diarrhées et des entérites, qui faisaient des ravages chez les jeunes enfants.

Les maladies de l'appareil respiratoire représentaient plus de 18% des cas de décès constatés dans la seule ville de Tunis ; il s'agissait, dans 60% des cas, de pneumonie, et dans 29% des cas, de bronchite.

Notons enfin la faible part des « maladies de l'appareil circulatoire » – dont 96% sont des maladies cardiaques – et des « maladies du système nerveux et tumeurs », qui représentaient seulement 12.4% des causes de décès.

Et surtout, le très faible poids des cancers et tumeurs – seulement 1.1% – s'explique probablement par l'état encore archaïque de la médecine sous le protectorat, et qui ne permettait guère à l'époque de diagnostiquer avec suffisamment de précision les tumeurs.

De ce fait, de nombreux décès par cancer étaient certainement classés dans les rubriques « sénilité » ou « causes mal déterminées ». On peut aussi supposer que de nombreux décès par cancers du poumon étaient déclarés dans les « maladies de l'appareil respiratoire ».

Par ailleurs, la population tunisienne était probablement plus jeune qu'elle ne l'est aujourd'hui, et les individus qui

---

[87] Service Tunisien des Statistiques, *Situation sanitaire et démographique de la ville de Tunis. Analyse décennale portant sur la période 1940 à 1950 inclus*, STS, Tunis, 1951, p. 10

atteignaient les âges à risque étaient certainement beaucoup plus rares.

La ville de Tunis présentait ainsi, à la fin des années 1940, une structure par cause des décès « primitive », en ce sens que l'on mourait essentiellement des suites d'un environnement malsain, c'est à dire une promiscuité excessive et une hygiène exécrable.

Tunis était donc dangereuse, puisqu'elle favorisait les maladies infectieuses et parasitaires, ainsi que les maladies de l'appareil respiratoire et digestif. Mais point de cancer ?

Voyons à présent ce qu'il en est aujourd'hui, dans une Tunisie urbanisée, indépendante et moderne, plus exposée que jamais à un environnement difficile.

Les causes de décès aujourd'hui

Le tableau ci-dessous reprend les vingt premières causes de décès en Tunisie pour l'année 2021.

Les 20 principales causes de décès, Tunisie, 2021

Causes de décès	Décès	Proportion (%)	Rang
Covid-19	18899	31	1
Maladie cérébrovasculaire	5317	8.7	2
Diabète sucré	4671	7.7	3
Cardiopathie ischémique	2836	4.7	4
Cancers de la trachée, des bronches et du poumon	*2062*	*3.4*	*5*
Infections des voies respiratoires inférieures	1299	2.1	6
Néphrite et néphrose	1153	1.9	7
Alzheimer et autres démences	1026	1.7	8
Maladie hypertensive	913	1.5	9
Cancers du côlon et du rectum	*845*	*1.4*	*10*
Maladie pulmonaire obstructive chronique	756	1.2	11
Troubles endocriniens	747	1.2	12
Cancer du sein	*706*	*1.2*	*13*
Cancer de la prostate	*581*	*1*	*14*
Accidents de la route	517	0.8	15
Cancer du foie	*508*	*0.8*	*16*
Cancer du pancréas	*480*	*0.8*	*17*
Prématurité et faible poids de naissance	402	0.7	18
Cancer de l'estomac	*375*	*0.6*	*19*
Lymphomes et myélomes multiples	*349*	*0.6*	*20*
Total	44 442	73	

(Source : Ministère de la Santé, Institut national de la Santé, *Le système national d'information sur les causes médicales des décès. Statistiques nationales sur les causes des décès en Tunisie 2021*, INSP, Tunis, Mars 2024)

L'année 2021 est probablement mal choisie pour observer la mortalité en Tunisie ou ailleurs, car elle est fortement marquée par les ravages de la pandémie de Covid-19[88].

Si toutefois on fait abstraction du Coronavirus, on constate que huit formes de cancer différentes figurent dans le top 20 des causes de décès. Ces cancers représentent à eux seuls 9.8% de l'ensemble des décès, et 14.1% si l'on fait abstraction du biais introduit par le Covid-19[89].

Si on observe les 20 premières causes de mortalité par sexe, on constate que le cancer occupe la 5ème place tant pour les hommes (Cancers de la trachée, des bronches et du poumon) que pour les femmes (cancer du sein).

Selon le *Registre du cancer du nord de la Tunisie*, les cinq cancers les plus fréquents chez les hommes sont le cancer du poumon, suivi de celui de la vessie, de la prostate, du côlon et du rectum.

Chez les femmes, les cinq cancers les plus répandus sont le cancer du sein, du côlon, du rectum, de la thyroïde et du col utérin.

Indéniablement, les cancers, quelle que soit leur localisation, causent de plus en plus de décès en Tunisie. Cela est probablement lié à la multiplication des comportements à risques, tels que l'alcoolisme ou le tabagisme.

Mais il faut y voir également – surtout ? – l'effet du vieillissement de la population. En effet, les tumeurs tuent davantage les adultes et les personnes âgées, et une population vieillissante offre donc un terrain plus favorable au développement des pathologies cancéreuses.

---

[88] Bouhdiba Sofiane, *Covid 19. Le retour de la peste*, L'Harmattan, Paris, 2020

[89] Pour éliminer ce biais, il suffit de ne pas prendre en compte les décès dus au Covid 19 dans l'ensemble des décès

Enfin, signalons que le développement de la cancérologie moderne a entraîné une très nette amélioration des diagnostics.

De nombreux décès, autrefois imputés à des causes « fourre-tout », telles que la sénilité ou les causes mal définies, sont aujourd'hui attribués avec précision à des cancers localisés.

Paradoxalement, le meilleur diagnostic des décès a ainsi contribué à gonfler le nombre de décès dus à des tumeurs.

Chapitre V
DE LA GALANTERIE DU CANCER

Le médecin persan Rhazès avait déjà noté une surféminité du cancer chez ses patients : « Le cancer est plus répandu chez les femmes à cause du caractère lâche de leur corps qui est réceptif aux résidus. A l'inverse les hommes ont des corps fermes. Le cancer siège au niveau de la gorge, des seins et surtout des tissus nerveux[90] ».

Avicenne confirme cette surféminité de la pathologie : « Cette tumeur atteint surtout les tissus mous et même les organes nerveux. Elle touche surtout la femme[91] ».

C'est pourtant bien le contraire que l'on observe aujourd'hui dans la société tunisienne.

La surmasculinité du cancer

A la fin des années 1960, les premiers registres, encore tenus à la main, de l'Institut Salah Azaiez soulignaient déjà une légère surmasculinité de l'incidence du cancer, avec un ratio de masculinité de 1.1, soit 12 571 cas chez les hommes contre 11 747 chez les femmes.

Les principales localisations chez les hommes étaient la peau, le larynx et les poumons. Pour les femmes, il s'agissait essentiellement de cancers du sein, du col de l'utérus et de la peau.

On constate également que les cancers se concentrent au-delà de 45 ans pour les hommes, alors que

[90] Abou Bakr al Razi, *Al Haoui*

[91] Ibn Sina, *Kitab al Qanûn fi al Tibb*

chez les femmes ils deviennent prépondérants un peu plus tôt, à partir de 35 ans[92].

L'incidence par sexe des cancers est étroitement liée à la localisation de la tumeur. De ce point de vue, on peut naturellement supposer que certains cancers, tels que celui de l'utérus, affectent exclusivement les femmes.

Attention toutefois aux idées reçues, puisque le cancer du sein affecte autant les femmes que les hommes, dans des proportions bien moindres chez ces derniers[93].

Afin de visualiser l'incidence des cancers selon le sexe, nous avons construit la pyramide ci-dessous, à partir des données les plus récentes disponibles, c'est à dire les registres des cancers du nord et du sud pour la période 2010-2014 :

---

[92] Ben Abdallah Mansour, *Epidémiologie des cancers en Tunisie. Registre de l'Institut Salah Azaiez*, Association Tunisienne de Lutte contre le Cancer, Tunis, 1997, pp. 30-38

[93] En octobre 2024, l'association Nourane pour la lutte contre le cancer a lancé la campagne « Ça cancerne l'homme aussi », afin de sensibiliser la population au fait que le cancer ne touche pas seulement les femmes

**Pyramide de l'incidence des cancers,
Tunisie Nord et Sud, 2010-2014**

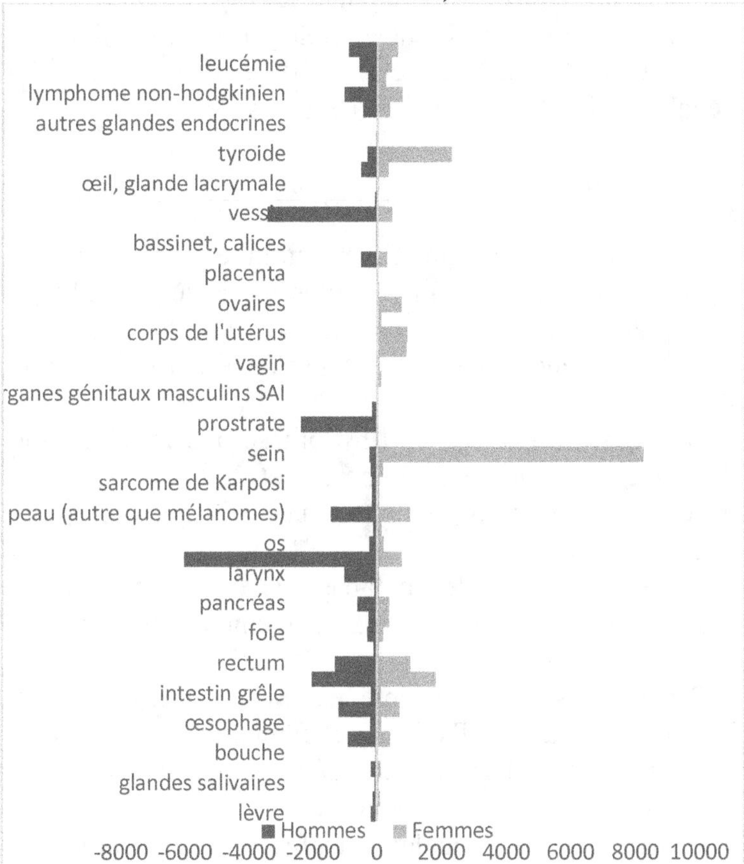

(Source : Ministère de la Santé publique, Institut Salah Azaiez *Registre du cancer Nord Tunisie. Registre des Cancers. Données 2010-2014*, Tunis, Mars 2021 ; Ministère de la Santé publique, Institut Salah Azaiez, *Registre du cancer Sud Tunisie. Registre des Cancers. Données 2010-2014*, Tunis, Mars 2021)

La forme très irrégulière de la pyramide montre indiscutablement une inégale incidence des cancers chez les hommes et les femmes. Plusieurs éléments agissent en synergie pour expliquer ces différences.

L'anatomie différentielle entre les deux sexes nous donne des éléments de réponse pour le moins évidents, les organes sexuels des hommes ou des femmes pouvant constituer le siège de tumeurs malignes spécifiques.

Au-delà de ces différences biologiques, c'est dans les comportements différentiels qu'il faut chercher les inégales incidences du cancer selon le sexe.

Chez les hommes

Si on calcule les ratios de masculinité[94] de l'incidence du cancer, on constate que les plus fortes surmasculinités concernent le larynx (19.2[95]), les trachées/bronches/poumons (8), la vessie (8) et les lèvres (4.3).

On pourrait avancer ici l'hypothèse que le tabagisme, plus fréquent chez les hommes, et leur surexposition professionnelle aux produits toxiques expliquent en partie ce différentiel.

En effet, la prévalence tabagique est aujourd'hui de 49.8% chez les hommes, contre seulement 1.9% chez les femmes[96].

Par ailleurs, le tabagisme est plus sélectif chez les femmes, puisque les Tunisiennes fument généralement un tabac de qualité, laissant les *halouzis*, *bousetta* et autres cigarettes douteuses aux hommes.

Ces derniers sont également plus enclins à fumer des cigarettes de contrebande, bien moins chères mais

---

[94] Le ratio de masculinité (R) consiste à rapporter le nombre de cas observés chez les hommes à celui des femmes. De ce fait, 3 cas peuvent se présenter ici : R=1 signifie un équilibre de genre, R>1 signifie une surmasculinité de l'incidence du cancer, tandis que R<1 dénote que les femmes sont plus souvent affectées que les hommes

[95] C'est-à-dire qu'il y a plus de 19 fois plus de probabilités qu'un homme souffre d'un cancer du larynx

[96] Institut National de la Statistique, *Enquête par grappes à indicateurs multiples (MICS)*, INS, Tunisie, 2023

reconnues comme contenant davantage de produits cancérigènes.

On sait par ailleurs que les agents cancérigènes présents dans la fumée de tabac – d'où d'ailleurs l'expression de tabagisme passif pour désigner ceux qui ne fument pas mais sont exposés aux mêmes risques de cancer du poumon– et certains produits chimiques industriels sont des causes majeures de mutations génétiques conduisant au cancer de la vessie.

En ce qui concerne le cancer labial, le facteur majeur de risque est le tabagisme et la consommation d'alcool. Les lèvres pouvant être assimilées à la peau, on peut également supposer que l'exposition intensive au soleil, plus fréquente chez les hommes[97], constituent un élément d'explication plausible.

De ce point de vue, le changement climatique pourrait être considéré comme un facteur aggravant le cancer en Tunisie, le pays connaissant 142 jours d'ensoleillement annuels[98].

Les cancers des femmes

Les ratios de masculinité les plus faibles de l'incidence du cancer, qui traduisent une surféminité du phénomène, concernent la thyroïde (0.14) et la vésicule (0.7). Le cancer de la thyroïde est rare et guérissable, il pèse donc très peu dans les différentiels d'incidence.

La surféminité de la prévalence du cancer de la vésicule s'explique par leur prévalence plus élevée de calculs biliaires chez les femmes.

---

[97] Pour des raisons liées à la mode et à la religion musulmane – le port du voile – les Tunisiennes ont tendance à être davantage couvertes que les hommes, et bénéficient de ce fait d'une meilleure protection contre les rayons du soleil

[98] Agence Nationale de Maitrise de l'Energie (ANME)

Notons enfin que ces deux cancers sont plus susceptibles d'apparaître chez les patients obèses, qui sont plus souvent des femmes en Tunisie. En effet, la prévalence de l'obésité est estimée, selon les études, à 30% chez les femmes tunisiennes, contre seulement 13% chez les hommes.

Que conclure de cette brève comparaison de l'incidence des cancers entre les deux sexes ? D'abord, il existe peu de cancers qui frappent indistinctement les hommes et les femmes en Tunisie.

Il est vrai que le ratio de masculinité globale de l'incidence du cancer est de 1.14, ce qui dénote une surmasculinité, certes modérée, de la pathologie.

Ce chiffre faussement niveleur est toutefois le résultat de répartitions bien plus hétérogènes du mal, puisque seuls quelques cancers semblent faire peu de cas du sexe, tels que ceux de la langue, des glandes salivaires, du colon[99] ou des myélomes multiples.

L'autre enseignement que l'on peut tirer de cette approche de genre de la maladie, nous semble plus intéressante. Il semblerait que, si on fait abstraction des différences anatomiques entre hommes et femmes, l'inégale répartition de l'incidence du cancer selon le sexe soit essentiellement déterminée par des facteurs socio-culturels, liés aux comportements.

Le tabagisme, l'alcoolisme, l'alimentation déséquilibrée, la sédentarité, seraient ainsi des éléments quotidiens des modes de vie qui jouent un rôle important dans la survenue du cancer en Tunisie.

Et pourtant ?

Nos précédents travaux de terrain nous ont pourtant donné l'impression contraire : le cancer est ainsi considéré

[99] Au niveau mondial, il est plus fréquent chez les hommes

comme une pathologie plutôt féminine. Diverses raisons peuvent être avancées pour expliquer cette fausse perception de l'épidémiologie du cancer auprès du grand public.

Il faut d'abord y voir les effets de la surmédiatisation des cancers féminins. Le cancer du sein, qui est le plus fréquent chez la femme en Tunisie, fait l'objet d'une très forte visibilité. Il éclipse littéralement toutes les autres formes de tumeurs, à travers des campagnes très populaires, comme le si populaire Octobre Rose[100].

Tout au long du mois, les médias, les associations et les institutions de santé sont fortement mobilisés. Le petit logo rose est partout : dans les rues, à la télévision, dans les campus…

Dans l'imaginaire collectif, le cancer du sein devient ainsi le symbole du combat mondial et national contre le cancer. Le logo de l'octobre rose, un ruban rose, est lui-même dérivé d'un symbole de la lutte féminine : jaune à l'origine, il apparait en 1917 dans une chanson de George Norton, intitulée « Round her neck she wears a yellow ribbon ».

Le premier ruban rose avait été créé en 1990 par une association féministe américaine, la Susan Komen Breast Cancer Foundation, pour honorer des femmes survivantes du cancer du sein. Devenu rouge, le ruban a par la suite accompagné depuis 1991 la lutte contre le sida dans le monde[101].

Face à la surmédiatisation du cancer du sein, les cancers masculins, même les plus courants comme celui de la prostate, sont beaucoup moins visibles sur la scène

---

[100] Campagne annuelle mondiale de communication destinée à sensibiliser les femmes au dépistage du cancer du sein, et à récolter des fonds pour la recherche

[101] Bouhdiba Sofiane, *Le sida en Tunisie. Un mal méconnu,* L'Harmattan, Paris, 2023

médiatique. Cette forte inégalité de genre dans l'intensité de la communication autour des cancers contribue à renforcer l'idée que le cancer toucherait surtout les femmes.

Par ailleurs, le dépistage des cancers est très encadré chez les femmes, il se veut quasiment systématique. Il est vrai que les femmes tunisiennes consultent plus régulièrement un médecin, notamment en raison du suivi gynécologique[102]. Ce suivi favorise la détection précoce des cancers féminins.

Chez les hommes en revanche, le dépistage des cancers, celui de la prostate notamment, repose davantage sur une démarche individuelle, volontaire, qui reste de ce fait ponctuelle.

Cette différence dans l'organisation de la prévention contribue à créer un déséquilibre dans la perception du cancer, laissant penser qu'il concerne davantage les femmes.

[102] Le taux de suivi gynécologique est de 90% environ

Chapitre VI
UNE MALADIE DE VIEUX ?

Nous avons eu l'occasion de le constater au travers de notre revue de la littérature médicale, le cancer est souvent associé à un âge avancé.

On serait alors dans une dialectique subtile que le sociologue français Roger Bastide décrit en des termes simples : « Une distinction capitale entre deux espèces de morts : les morts des vieillards et les morts de ceux qui ne sont pas des vieillards (enfants, adultes en pleine activité, morts par accident, crime ou suicide).

Les vieux ont une mort « culturellement » acceptable, puisque tout homme est mortel et que ce décès n'arrive qu'au terme d'une longue carrière. Les autres morts ne peuvent se comprendre que comme punition divine (non-respect des interdits religieux) ou comme effet de sorts lancés par des sorciers malfaisants[103] ».

Mais le cancer peut-il raisonnablement être réduit à une simple « maladie de vieux » en Tunisie ? Pour le vérifier, il faudrait examiner quelques statistiques récentes.

Le cancer selon l'âge

La pyramide des âges ci-dessous a été réalisée à partir des registres du cancer Nord tenus d'une manière plus ou moins régulière par l'Institut Salah Azaiez :

---

[103] Bastide Roger, *A travers les civilisations*, in *Echanges* n°98, *Le sens de la mort*, Paris, Novembre 1978, pp. 11-12 ; voir également Thomas Louis-Vincent, *Cinq essais sur la mort africaine*, Faculté des lettres et sciences humaines, Dakar, 1968 et Bouhdiba Sofiane, *Vieillir en Tunisie*, L'Harmattan, Paris, 2017

Pyramide des âges des cancers, Tunisie Nord, 2010-2014

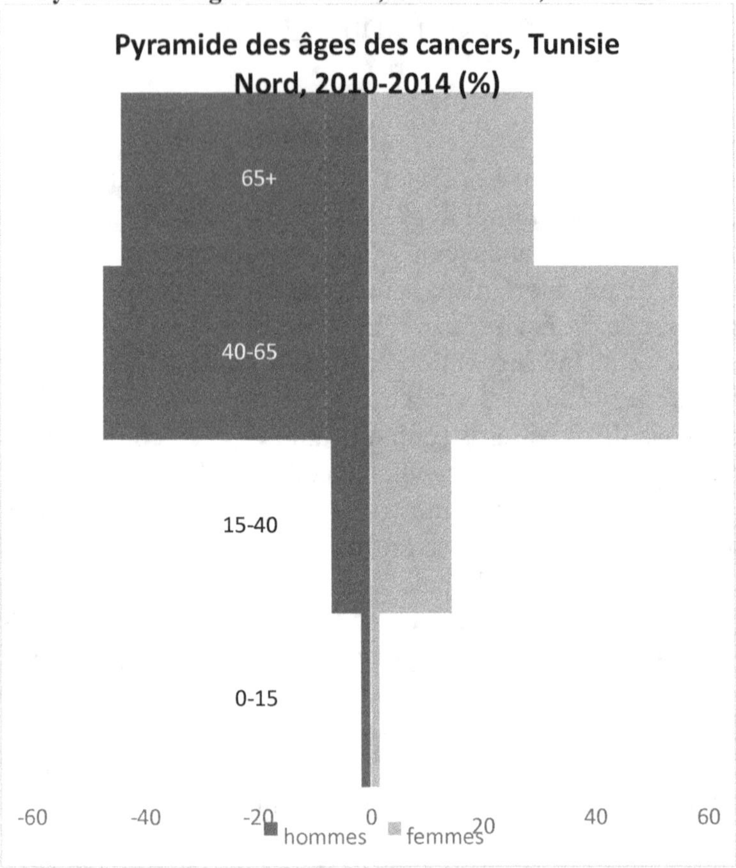

(Source : Ministère de la Santé publique, Institut Salah Azaiez, *Registre du cancer Nord Tunisie. Registre des Cancers. Données 2010-2014*, Tunis, Mars 2021)

La forme fortement évasée vers le haut confirme l'hypothèse que le cancer survient plus souvent aux âges élevés, semblant même épargner les enfants. L'incidence de l'âge sur la survenue du cancer s'inscrit d'ailleurs aujourd'hui comme une évidence.

En Tunisie comme ailleurs, on a même tendance à croire que le cancer est « une maladie du *chibani*[104] », puisqu'il affecterait en priorité les seniors[105].

Pourtant, si on observe plus en détail la partie supérieure de la pyramide des âges des cancers, cette hypothèse a du mal à être vérifiée. On constate ainsi que la tranche d'âge la plus affectée par le cancer s'étend de 40 à 65 ans.

Ce sont donc les adultes qui sont le plus concernés, plus que les seniors donc. Plusieurs raisons peuvent être avancées : on peut d'abord supposer que les diagnostics se font d'une manière de plus en plus précoce, et que les individus n'attendent plus d'être trop vieux pour faire un check-in médical.

On peut également avancer l'hypothèse que les Tunisiens sont désormais quotidiennement exposés à des doses accrues de substances cancérigènes, leur cumul déclarant les tumeurs à des âges de plus en plus précoces : pesticides, produits chimiques industriels, malbouffe, tabac de mauvaise qualité, vêtements cancérigènes, accessoires et jouets *chinwa*[106]… l'environnement devient de plus en plus agressif, déclarant les symptômes plus tôt dans la vie.

C'est donc davantage un effet de génération qu'un simple effet d'âge qui va jouer ici, puisque les personnes aujourd'hui âgées de plus de 65 ans ont vécu dans cet « âge d'or » où l'environnement était moins nocif, moins cancérigène que celui des plus jeunes.

L'expression « *ya hasra*[107] », chère aux seniors tunisiens, prend ici tout son sens[108].

---

[104] Senior

[105] C'est à dire âgés de plus de 65 ans

[106] Fabriqués en Chine ou dans d'autres pays en l'absence de contrôles sanitaires

[107] Au sens de « Qu'elle était belle la vie autrefois »

[108] Bouhdiba Sofiane, *Vieillir en Tunisie*, L'Harmattan, Paris, 2017

Si on observe les causes de décès au-delà de 85 ans en Tunisie, l'hypothèse que le cancer serait un privilège des super-seniors[109] a encore plus de mal à être vérifiée, montrant bien que le cancer est une pathologie de l'adulte en Tunisie.

Les causes de décès au-delà de 85 ans

En Tunisie, à peu près un décès sur six concerne un senior. On estime aujourd'hui que 17.2% des décès concernent des personnes âgées de plus de 85 ans[110].

Du fait de la surreprésentation des femmes aux grands âges – car leur espérance de vies est supérieure à celle des hommes, en Tunisie comme ailleurs – cette proportion a été bien plus élevée chez les femmes, avec 22.6% de l'ensemble des décès, contre seulement 15.1% chez les hommes.

Les super-seniors regroupent seulement 12% des décès féminins, et 9.2% des décès masculins. Cette concentration des décès aux limites supérieures confirme le phénomène de rectangularisation de la courbe de survie en Tunisie.

Cette théorie avait été développée en 1980 par le médecin américain James Fries, sur la base de précédents travaux réalisés en 1964 par le biologiste Comfort.

James Fries s'était au départ fixé comme objectif de modéliser le lien existant entre la mortalité infantile, l'espérance de vie et le nombre de survivants par âge dans une population donnée. Il avait finalement abouti à une courbe de survie de forme vaguement rectangulaire, d'où

---

[109] Octogénaires

[110] Hajjem Said, *Le système national d'information sur les causes médicales de décès. Entraves spécifiques, synthèse des principaux résultats de l'année 2013 et perspectives*, Unité de recherche sur le vieillissement et les causes médicales de décès, Institut National de la Santé Publique, Tunis, mars 2015, p. 47

cette dénomination singulière de « rectangularisation de la courbe de survie ».

La pente de la courbe de survie reste très faible, jusque vers l'âge de 60-65 ans, puis augmente brutalement, ce qui dénote une forte concentration des décès aux âges élevés.

La surface délimitée par la courbe et l'axe des coordonnées forme ainsi une figure à peu près rectangulaire, comme on peut le voir dans le graphique ci-dessous :

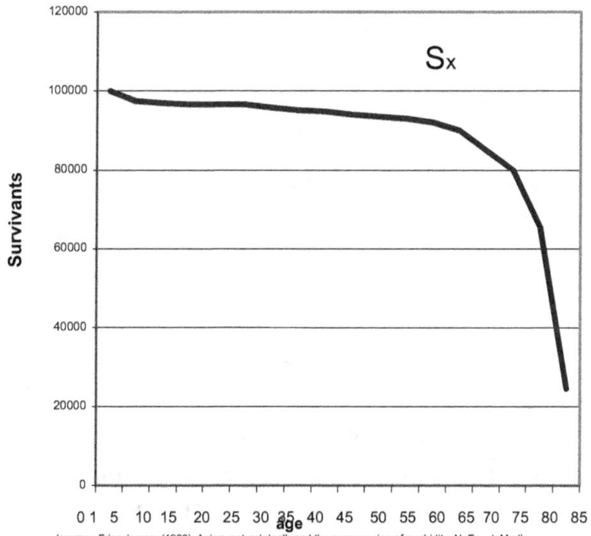

(source : Fries James, (1980), Aging, natural death and the compression of morbidity, N. Eng J. Med)

Cette théorie avait été développée dans le contexte de la troisième phase de la transition épidémiologique, qui correspondait à une augmentation de l'espérance de vie associée à une chute extrêmement forte de la mortalité infantile, et donc une concentration des décès au-delà de 80 ans.

Le graphique ci-dessous montre la répartition des causes de décès au-delà de 75 ans en 2021 :

Pyramide des âges des cancers, Tunisie Nord, 2010-2014

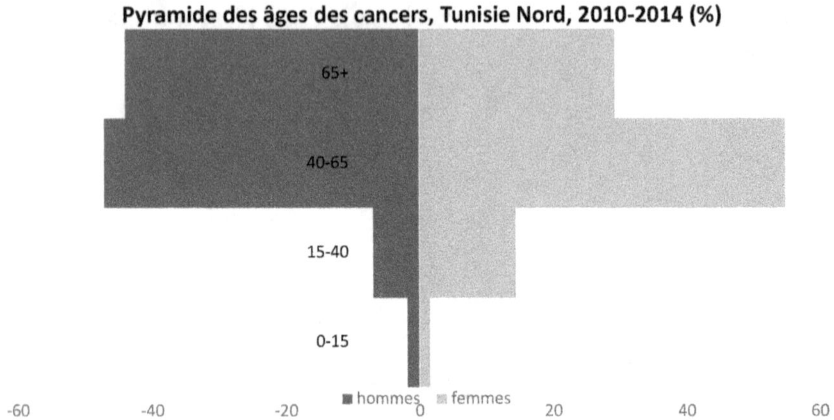

(Source : Ministère de la Santé publique, Institut Salah Azaiez, *Registre du cancer Nord Tunisie. Registre des Cancers. Données 2014*, Tunis, Mars 2021)

On constate que, au-delà de 85 ans, la majorité des Tunisiens succombent à des maladies cardiovasculaires, avec une plus grande probabilité chez les femmes (42.3% chez les femmes contre 36.4% chez les hommes).

La sénilité vient en deuxième position, avec 12.2% de l'ensemble des décès. Il s'agit de la détérioration pathologique plus ou moins rapide de l'ensemble des facultés physiques et psychiques de l'individu, résultat du cumul progressif de maladies chroniques incapacitantes et de pathologies dégénératives.

Une sorte de cause fourre-tout, qui finalement ne renseigne que très peu sur la situation épidémiologique de la population.

Viennent ensuite les maladies respiratoires, qui représentent 11.8% des décès, plus fréquentes chez l'homme avec 14.9% de l'ensemble des décès, que chez les femmes, avec 9.2% de l'ensemble des décès.

Ces maladies affectent les personnes âgées durant les périodes hivernales, et en particulier dans les maisons mal chauffées, donc humides.

Les maladies endocriniennes et métaboliques causent, quant à elles, 9.6% des décès des plus de 85 ans, avec une nette surféminité : 7.3% de l'ensemble des décès pour les hommes, contre 11.5% chez les femmes.

Il s'agit en fait d'un grave dysfonctionnement des hormones sécrétées par les glandes endocrines, comme les troubles de la thyroïde.

Quant aux maladies métaboliques, elles empêchent la bonne transformation par l'organisme des sucres, des graisses et des protéines. Les syndromes métaboliques, que l'on désigne également sous le nom de « syndrome X », ne constituent pas une maladie en soi.

Il s'agit plutôt d'un ensemble de signes physiologiques, qui multiplient le risque d'occurrence de diabète de type 2, de maladies cardiaques et d'accident vasculaires cérébraux.

Il peut paraître étonnant, dans cette panoplie de causes de mortalité, de constater que les cancers ne représentent que 9% des décès (11.5% chez les hommes contre seulement 6.6% chez les femmes).

Il est vrai que, après les maladies cardiovasculaires, les cancers représentent la deuxième cause de décès tous âges confondus en Tunisie, mais également dans la plupart des pays du monde. Toutefois, les tumeurs emportent généralement les malades incurables bien avant l'âge de 70 ans.

Il y a donc un effet de sélection qui joue ici, les seniors ayant survécu au cancer à l'âge de 85 ans semblant y avoir définitivement échappé. Notons que, en 2001, le cancer représentait la troisième cause de décès des personnes âgées de plus de 85 ans.

Cette rétrogradation reste inquiétante, car elle signifie que l'effet de sélection jouerait de plus en plus tôt dans la trajectoire de vie.

Les cas les plus fréquents sont les cancers broncho-pulmonaires et prostatiques, qui causent respectivement 1.8% des décès (2.8% chez les hommes et 0.9% chez les femmes) et 1.4% des décès observés chez les personnes âgées de plus de 85 ans.

L'oncogériatrie

L'augmentation de l'espérance de vie, conjuguée à une survie des patients cancéreux, a ainsi été à l'origine d'une augmentation du nombre de patients diagnostiqués à un âge avancé. C'est donc tout naturellement que l'oncogériatrie s'est imposée parmi les autres disciplines médicales, au même titre que la gériatrie.

Il s'agit de prendre en charge un cancer, tout en tenant compte des spécificités des seniors. L'oncogériatre doit ainsi prendre en compte l'état de santé global plus souvent dégradé du patient, sa moindre autonomie, la mobilité plus laborieuse, et surtout ajuster les thérapies aux comorbidités.

Car contrairement à un patient adulte, le senior cancéreux est astreint à des contraintes de tolérance imposées par le diabète[111], l'hypertension artérielle[112],

---

[111] En Tunisie, la prévalence du diabète est de 20 % chez les plus de 60 ans

l'insuffisance cardiaque, les maladies neurodégénératives...

De plus, les patients les plus âgés deviennent beaucoup moins tolérants aux traitements lourds, tels que la chimiothérapie, la radiothérapie ou la chirurgie. Les traitements doivent donc être personnalisés et moins agressifs, quitte à perdre en efficacité.

L'oncogériatrie se développe donc progressivement en Tunisie, et notamment dans le secteur privé. Un Centre médical implanté à Sousse propose ainsi une prise en charge multidisciplinaire des patients les plus âgés, incluant des oncologues, des gériatres et des psychologues[5].

Une clinique, également implantée à Sousse, propose des services d'oncogériatrie. Ce sont encore des exceptions dans le secteur médical privé, mais elles sont appelées à se développer à moyen terme.

En ce qui concerne le secteur de santé publique, le CHU Habib Bourguiba de Sfax est également très actif au niveau de la recherche en oncologie. La discipline naissante est également de plus en plus présente dans les thématiques des congrès internationaux tenus en Tunisie.

La discipline reste toutefois confrontée à un manque de spécialistes, puisque les gériatres sont encore rares. Par ailleurs, il n'existe pas encore de recommandations nationales officielles sur la prise en charge oncogériatrique, ni sur les modalités de son enseignement dans les facultés de médecine.

Les années de vie perdues

Les années de vie perdues (AVP) à cause du cancer représentent aujourd'hui un indicateur clé pour évaluer ses effets directs sur la santé de la population. Les AVP sont

---

[112] Elle affecte 45% des seniors en Tunisie

ainsi exprimées par le nombre d'années perdues suite à des décès prématurés dus au cancer, en les comparant à la norme de l'espérance de vie nationale.

Autrement dit, il s'agit de comprendre combien d'années n'ont pas pu être vécues par les citoyens tunisiens à cause du cancer. Le calcul des AVP n'est guère un exercice aisé, et se heurte à de nombreuses difficultés méthodologiques, beaucoup étant liées en amont à l'imprécision des données.

Le calcul des AVP est plus facile à effectuer lorsqu'il s'agit de décès évitables – encore faudrait-il admettre qu'un décès puisse vraiment être évitable – et nous avions d'ailleurs estimé il y a quelques années le nombre d'années de vie perdues à cause des accidents de la route en Tunisie, dans le cadre d'une mission pour l'Organisation Mondiale de la Santé[113].

En 2011, malgré les nombreuses difficultés rencontrées, une équipe d'épidémiologistes tunisiens avait tout de même été en mesure d'estimer le nombre d'AVP à cause du cancer à 105 139 années.

La répartition par sexe était déséquilibrée, 61 484 années soit 58.5% du total chez les hommes, du fait notamment de la forte incidence du cancer du poumon, et 43 655 années (41.5%) chez les femmes, en grande partie du fait des décès suite à un cancer du sein[114].

Cette inégale répartition des années de vie perdue s'explique certes par une surmortalité masculine, mais il

---

[113] Bouhdiba Sofiane, *Méthodologie standard pour l'estimation du coût socio-économique des accidents de la route en Tunisie*, Organisation Mondiale de la Santé, Tunis, Avril 2017

[114] Lazaar-Ben Gobrane Heger, Hajjem Said, Aounallah-Skhiri Hajer, Achour Noureddine, Hsairi Mohamed, *Mortalité par cancer en Tunisie : calcul des années de vie perdues*, in *Santé publique*, Volume 23, n°1, Institut National de la Santé Publique, Tunis, 2011, pp. 31-40

faut surtout y voir les effets de la plus grande espérance de vie chez les femmes[115].

L'équipe de médecins et épidémiologistes en charge des calculs avait reconnu les limites de la méthodologie mise en œuvre pour aboutir à ces résultats : « Bien que cette étude soit originale en Tunisie et apporte des informations pertinentes sur les pertes en années de vie par cancer, elle présente certaines limites méthodologiques.

Ces limites sont liées notamment à l'existence d'une proportion non négligeable de données non spécifiées telles que les décès dont la localisation cancéreuse est imprécise et au fait que certains décès causés par un cancer ne seraient pas notifiés sur le certificat de décès où seule figure la cause immédiate du décès[116].

En effet, le système de surveillance des causes de décès n'est pas actuellement exhaustif ; au cours de l'année 2006, la cause de décès a été précisée dans uniquement 22 561 certificats de décès parmi les 48 529 attendus.

D'autre part, nous avons été contraints d'utiliser la table de mortalité pour l'année 2007, en raison de la non disponibilité de celle relative à l'année 2006.

Cependant, en raison de la stabilité du taux de mortalité au cours des années 2006 et 2007, l'utilisation de la table de mortalité de l'année 2007 à défaut de celle de 2006 ne constituerait pas un biais important[117] ».

---

[115] En Tunisie, l'espérance de vie est aujourd'hui de 77 ans pour les femmes, contre seulement 70 ans chez les hommes

[116] Ben Alaya Nissaf Bouafif, Hajjem Said, Ennigrou Samir, Touati Mohamed, Ben Hamida Abdelmajid, Zouari Béchir, *Déclaration des causes de décès en Tunisie*, in *Tunisie Médicale*, 2000, 78 (12), pp. 713-718

[117] Lazaar-Ben Gobrane Heger, Hajjem Said, Aounallah-Skhiri Hajer, Achour Noureddine, Hsairi Mohamed, *Mortalité par cancer en Tunisie : calcul des années de vie perdues*, in *Santé publique*, Volume 23, n°1, Institut National de la Santé Publique, Tunis, 2011, p. 37

Nous avons tenté d'actualiser les calculs effectués en 2011, et nous avons constaté que la situation n'avait quasi pas changé aujourd'hui, avec une moyenne d'environ 10 années de vie perdues pour 1 000 habitants, la moyenne mondiale allant de 18 années/1000 habitants en Europe à 8 années/1000 habitants en Afrique[118].

---

[118] Organisation Mondiale de la Santé

Chapitre VII
LE CANCER DE L'ENFANT, UNE ABERRATION

Dans la plupart des pays développés, les années 1965 à 1995 ont connu une véritable success story des cancers de l'enfant.

Une sorte de « trente glorieuses », durant lesquelles quelques pionniers de l'oncologie pédiatrique[119] ont pu se rendre compte, d'une manière à peu près simultanée en de nombreux points du globe, que les cancers de l'enfant étaient très sensibles aux chimiothérapies. Avec des résultats spectaculaires, par exemple des taux de guérison de tumeurs et de leucémies chez des enfants.

Après l'euphorie générale, on se rend compte que le miracle se limitait aux pays riches, dans lesquels la jeune spécialité « oncologie pédiatrique » a pu se construire grâce à des moyens importants, qui restent aujourd'hui encore hors de portée de la majorité des pays du Sud[120].

Il est vrai que, bien plus qu'aux âges adultes, le cancer des enfants est lié au niveau économique du pays. Le pédiatre français Jean Lemerle écrit ainsi : « Jusqu'à la fin du siècle dernier, dans la plupart des pays sous-développés, l'oncologie pédiatrique prenait, tous les ans, des années supplémentaires de retard par rapport au monde développé.

Cet écart est devenu important, et a été vite ressenti comme une injustice majeure : des progrès thérapeutiques

---

[119] Evans A. E, D'Angio G. J., Koop E., *Symposium on Paediatric oncology*, in *Pediatric clinics of North America*, 23, 1973, p. 8 ; Bloog H. J. G., Lemerle Jean, Neidhardt M. K., Voute P. A., *Cancer in children. Clinical management*, Springer Verlag, Berlin, 1975 ; Schweisguth Odile, *Tumeurs solides de l'enfant*, Flammarion, Paris, 1979

[120] Lemerle Jean, *Les Cancers de l'enfant*, Flammarion, Paris, 1989

considérables profitaient à 20% seulement des enfants de la planète alors que les autres mouraient en grande Majorité[121] ».

Voyons ce qu'il en est aujourd'hui en Tunisie.

Les cancers des enfants

Le cancer ne figure pas parmi les causes de mortalité infantile majeures. Rien à voir avec la rougeole, la pneumonie ou les diarrhées.

Mais, même s'il est beaucoup moins fréquent que chez l'adulte, de l'ordre de 2% de l'ensemble des cas, le cancer de l'enfant présente des caractéristiques spécifiques qui en font un défi médical majeur.

Les localisations chez l'enfant sont différentes de celles de l'adulte, certaines sont d'ailleurs inexistantes, comme les cancers du sein, de l'utérus, du tube digestif, du poumon ou de la peau.

La moitié des cas de cancers infantiles sont des leucémies ou des tumeurs cérébrales, qui connaissent une croissance et une dissémination très rapides, mais qui sont en revanche très sensibles aux chimiothérapies.

En Tunisie comme dans la plupart des autres pays, les types de cancer les plus souvent diagnostiqués chez les enfants sont les leucémies, les tumeurs cérébrales, les lymphomes et les neuroblastomes.

La leucémie, que l'on désigne souvent sous l'expression de « cancer du sang », représente tout de

---

[121] Lemerle Jean, Barsaoui S., Harif M., Hireche K., Ladjadj Y., Moreira C., Andoh J., Doumbé P., Togo B., Kam L., Rafaramino F., Patte C., Tournade M-F., Raphael M., Boccon-Gibod L., Malloni B., Raquin M.-A., Msefer Alaoui F., *Le traitement des cancers de l'enfant en Afrique. Travaux du groupe franco-africain d'oncologie pédiatrique*, in *Médecine Tropicale*, 67-5, 2007, p. 498

même la 4ème cause de décès juvénile, causant 4.9% des décès entre le premier et le 5ème anniversaire[122].

C'est entre 5 et 15 ans que les leucémies deviennent la première cause de mortalité, avec 10.2% du total des décès. C'est d'ailleurs là la seule tranche d'âge où le cancer occupe la première place en tant que cause de mortalité.

On enregistre chaque année entre 300 et 400 nouveaux cas de cancers des enfants en Tunisie. Même si cela ne représente pas grand-chose par rapport à l'ensemble des cas – l'incidence est de seulement 10 cas pour 100 000 enfants contre 12 000 chez les adultes – le cancer de l'enfant s'inscrit tout de même comme une priorité nationale de santé publique.

Les cas de neuroblastome sont particulièrement problématiques. Cette tumeur représente seulement 10% des cas chez les enfants, et c'est la 3ème cause de cancer avant 15 ans. Il s'agit d'une tumeur solide située en avant de la colonne vertébrale.

Diagnostiqué à un stade avancé, son traitement nécessite une chimiothérapie, qui doit être le plus souvent suivie d'une autogreffe de cellules souches[123]. Elle n'est malheureusement pas encore pratiquée en Tunisie, et les patients sont le plus souvent envoyés en France pour se soigner.

Le coût exorbitant de l'opération, de l'ordre de 300 000 €, et la lourdeur de mécanismes de remboursement par la caisse de sécurité sociale, placent alors les familles en

---

[122] Ministère de la Santé, Institut national de la Santé, *Le système national d'information sur les causes médicales des décès. Statistiques nationales sur les causes des décès en Tunisie 2021*, INSP, Tunis, Mars 2024, p. 26

[123] Turki Senda, Abouda Maher, Hachicha Amani, Ben Ghachem Dorra, *Neuroblastome de découverte métastatique cervicale*, in *La Tunisie Médicale*, volume 94, n°2, Tunis, 2016

première ligne de l'euthanasie passive, que nous aurons l'occasion de détailler infra.

C'est d'ailleurs à la suite du tragique décès de la petite Maram à l'âge de trois ans, à la suite d'un neuroblastome, que les parents n'ont pas pu prendre en charge, qu'a été créée l'Association Maram de lutte contre le cancer des enfants.

Le cancer chez l'enfant présente ceci de particulier qu'il engage les proches davantage que le patient lui-même. L'enfant est souvent trop jeune pour prendre conscience de son état, et beaucoup de patients ne sont en fait que des bébés.

La maladie bouleverse profondément la vie des enfants plus âgés, mais dans tous les cas, ce sont surtout les familles qui sont affectées.

Sur le plan psychologique, un enfant cancéreux doit faire face à la douleur de la maladie et des traitements, à l'incertitude du lendemain, ainsi qu'à des transformations physiques notables qui affectent son image corporelle : perte de cheveux, maigreur, pâleur, sont autant de marqueurs visibles qui favorisent l'isolement social et scolaire de l'enfant[124].

L'impossibilité de faire du sport, de jouer au foot, ou simplement de courir dans couloirs de l'école, peut également être à l'origine d'une stigmatisation en milieu scolaire, qui tranche avec une surprotection dans le foyer familial. Un véritable fossé se crée alors entre les deux milieux, mettant en péril la socialisation primaire de l'enfant.

Les camarades de classe, pas toujours fins psychologues, ne peuvent s'empêcher de se moquer de cet

---

[124] Hammami S., *Mental health issues in children with cancer in Tunisia*, in *Tunis Medical Journal*, Tunis, 2019

élève malingre et *fartas*[125], ce qui n'est pas sans avoir de graves répercussions sur les résultats scolaires.

Le recours à un pédopsychologue peut alors s'avérer nécessaire, d'autant plus que le résultat scolaire représente un enjeu de premier plan dans un pays où le capital culturel et le diplôme sont considérés, à tort peut-être, comme l'unique moyen de la mobilité sociale.

Il existe bien une stratégie d'intégration scolaire des enfants porteurs de handicap, une sorte de programme tripartite mené conjointement par trois ministères –on peut se demander s'il s'agit là d'une force ou au contraire d'une faiblesse – le ministère de la Santé, le ministère des Affaires sociales et de la solidarité et des travailleurs à l'étranger et le ministère de l'Education et de la formation.

Le programme, bien ambitieux au vu des ressources humaines et matérielles disponibles, n'en est encore toutefois qu'au stade d'essai et ne concerne qu'un nombre limité d'établissements scolaires.

Sur le plan émotionnel, l'enfant cancéreux peut développer des troubles anxieux, des épisodes dépressifs, voir des symptômes de stress post-traumatique à la suite de la répétition des hospitalisations et des séparations avec la famille[126].

Même si la peur de la mort reste encore difficile à conceptualiser à un si jeune âge, elle peut générer des émotions chez les enfants plus âgés.

Les parents doivent quant à eux assumer au quotidien un stress intense, généré par le diagnostic du cancer. Ce stress est ensuite entretenu, voire renforcé par la lourdeur des soins, les contacts avec le milieu hospitalier et, pour la

---

[125] Chauve

[126] Hadhri S., *Stress parental et adaptation psychologique face au cancer de l'enfant*, 2020

majorité des familles, les défis économiques qu'impliquent les traitements[127].

La fratrie est également affectée, car les frères et les sœurs peuvent ressentir de la jalousie face à l'excès d'amour et d'attention concentré sur « l'autre ».

L'accaparement des ressources par le patient malade peut également priver la fratrie de jouets, de vacances, de smartphones…, ce qui est une source inéluctable de tensions internes au noyau familial.

Enfin, l'éloignement des centres de traitement spécialisés oblige les familles à remettre en cause leur quotidien : il faut se rendre régulièrement dans les grandes villes comme Tunis, Sousse et Sfax pour les analyses et les soins, ce qui nécessite de prendre un congé, d'organiser les déplacements et les séjours, ou encore de déléguer l'éducation des autres enfants.

Un drame familial

La mythique solidarité familiale maghrébine se met alors en branle, même si elle a perdu de son intensité. Les grands-parents, les oncles, les cousins affluent pour porter main forte. Si la solidarité familiale est laborieuse, elle est relayée par la société civile.

C'est ainsi que de nombreuses Organisations Non Gouvernementales (ONG) jouent aujourd'hui un rôle majeur dans le soutien aux enfants atteints de cancer et à leurs familles.

Des associations comme Maram offrent ainsi un hébergement gratuit aux familles venant de régions de l'intérieur du pays, et notamment en milieu rural.

---

[127] Khémiri N., *Psychological impact of childhood cancer on parents*, in *Cancer Control Journal*, 2021

En réalité, ce sont les mères qui sont le plus affectées par le cancer de leur enfant. On peut même se demander si elles ne souffrent pas plus que l'enfant de la maladie.

De nombreuses études psychologiques centrées sur les souffrances des proches d'enfants malades révèlent l'apparition d'une détresse psychologique accompagnée de symptômes anxieux et dépressifs, qui sont surtout exprimés par les mères[128]. En effet, ce sont ces dernières qui accompagnent – instinctivement ? – l'enfant ç tous les stades de la thérapie.

Les pères ne point absents bien sûr, et d'ailleurs comment pourraient-ils seulement l'être ? Mais l'importance de la conception symbolique de la maternité dans la culture arabo-musulmane est telle qu'ils finissent quasiment par être relégués au second plan.

L'étude menée par l'oncologue tunisienne Khédija Meddeb sur un échantillon de 35 mères d'enfants sous chimiothérapie nous semble particulièrement intéressante. Elle révèle que 71.4% des mères interrogées ont une anxiété sévère ou modérée, et 80% d'entre elles présentent une dépression sévère ou modérée.

Tout commence avec l'annonce du diagnostic de cancer, car cela déclenche immédiatement une détresse émotionnelle chez la mère, aggravée par la hantise de perdre son enfant.

---

[128] Vander Haegen Marie, Etienne A. M., *Evaluation des symptômes somatiques et de la détresse des parents d'un enfant en rémission de cancer*, in *Bulletin de cancérologie*, n° 107, 2020, pp. 844–853 ; Pelchat D., Lefebvre H., Perreault M., *Differences and similarities between mothers' and fathers' experiences of parenting a child with a disability*, in *Journal of Child Health Care*, 7 (4), 2003, pp. 231-247 ; Pelchat D., Ricard N., Bouchard J. M., Perreault M., Saucier J. F., Berthiaume M., *Adaptation of parents in relation to their six-months-old infant's type of disability. Child,* in *Care, Health and Development*, 25 (4), 1999, pp. 377-397

L'angoisse s'accompagne d'un double sentiment d'incapacité qui débouche invariablement sur de la culpabilité.

A l'issue de son enquête, Khédija Meddeb écrit ainsi : « L'annonce du diagnostic de cancer remet également en question les fantasmes d'immortalité et les liens d'attachement. Cette angoisse est décelée à travers les discours des mères qui cherchent toujours une lueur d'espoir et de guérison. Et pour y échapper, la majorité se tourne vers la croyance religieuse : la maladie est une fatalité qu'il faut accepter[129] ».

En Tunisie plus qu'ailleurs, l'élément religieux joue un rôle de premier plan dans l'acceptation d'une situation si difficile. Il s'agit là probablement du « moule religieux[130] » auquel, selon le psychologue tunisien Riadh Ben Rjeb s'attachent systématiquement les personnes atteintes d'une maladie grave. Ou, dans le cas d'espèce les personnes ayant un lien fusionnel avec des patients gravement atteints.

L'étude de Khédija Meddeb montre également que les mères les plus déprimées ont un nombre d'enfants moindre. On peut alors avancer l'hypothèse que la dépression n'est pas simplement liée à l'épuisement généré par l'asservissement à une famille nombreuse, mais au contraire à la peur de perdre ce qui est rare, unique, irremplaçable.

Le cancer de l'enfant est également à l'origine d'un comportement non moins légitime de surprotection, ce qui renforce l'isolement social de la famille, et plus spécifiquement les mères.

---

[129] Meddeb Khédija, Zaagari Souad, Letaif Feriel, Mokrani Amina, Gabsi Azza, Chrait Nesrine, Ayadi Mouna, Mezlini Amel, *Anxiété, dépression et qualité de vie chez les mères d'enfants atteints de cancer*, in *Cancer control*, p. 80

[130] Ben Rjeb Riadh, *Destin, discours et société*, Centre de Publication Universitaire, Tunis, 2006, pp. 1-12

Ces dernières ne veulent plus sortir, d'abord parce qu'elles sont déprimées. De plus, elles ont peur que l'enfant, affaibli par la maladie et immunodéprimé par la chimiothérapie, ne contracte une infection, qui peut avoir des conséquences encore plus graves que le cancer.

Khédija Meddeb recommande alors de « Soutenir les mères des enfants suivis pour un cancer. Une prise en charge multidisciplinaire basée sur l'écoute et l'accompagnement est recommandée en impliquant le père et en mettant en place des structures d'accueil adaptées et/ou des groupes de paroles[131] ».

L'oncopédiatrie

De même que l'oncogériatrie, l'oncopédiatrie est une discipline naissante en Tunisie. Consacrée à la prise en charge des cancers chez l'enfant et l'adolescent, elle s'adresse aux 500 à 600 nouveaux cas de cancers infantiles diagnostiqués chaque année dans les hôpitaux tunisiens.

Le défi majeur du système de santé public est d'augmenter les taux de survie, qui sont actuellement de 60% environ[132], encore bien inférieurs aux 80% observés dans les pays développés.

Cette situation défavorable s'explique essentiellement par les retards de diagnostic précoce, dus à l'accès limité aux examens d'imagerie avancée (IRM et PET scan) dans les régions de l'intérieur, ainsi que par l'accès limité aux

---

[131] Meddeb Khédija, Zaagari Souad, Letaif Feriel, Mokrani Amina, Gabsi Azza, Chrait Nesrine, Ayadi Mouna, Mezlini Amel, *Anxiété, dépression et qualité de vie chez les mères d'enfants atteints de cancer*, in *Cancer control*, p. 80

[132] Le taux de survie varie selon le type de cancer, de 80% pour les leucémies aiguës lymphoblastiques à seulement 50% pour la plupart des tumeurs cérébrales

traitements de pointe, trop coûteux et nécessitant souvent une prise en charge dans un centre spécialisé européen.

En Tunisie, les principaux cancers pédiatriques sont les leucémies aiguës lymphoblastiques (30% des cas), les tumeurs cérébrales (20% des cas), les lymphomes (Hodgkin et non-Hodgkin, 10% des cas), les neuroblastome (10% des cas), les tumeurs osseuses (ostéosarcome et sarcome d'Ewing, 8%), les tumeurs rénales (néphroblastome et tumeur de Wilms, 7 %)…

Le pays dispose désormais de plusieurs structures médicales dédiées à la prise en charge des cancers de l'enfant : l'Institut Salah Azaïez d'abord, avec son unité historique spécialisée en oncopédiatrie.

Il y a également l'Hôpital d'enfants de Tunis, qui dispose d'un service d'hémato-oncologie pédiatrique, le Centre de greffe de moelle osseuse de Tunis, spécialisé dans les greffes pour les leucémies pédiatriques, le CHU Farhat Hached de Sousse le CHU Hédi Chaker de Sfax, qui disposent tous les deux d'une unité de soins spécialisée dans les cancers pédiatriques.

Dans ces unités, les traitements proposés sont la chimiothérapie, la radiothérapie, la chirurgie, la greffe de moelle osseuse, et dans une moindre mesure l'immunothérapie.

Troisième partie
LES REPONSES

Nous avons largement eu l'occasion de le souligner supra, le cancer représente un problème majeur de santé publique en Tunisie, et nécessite de par sa complexité une réponse immédiate et coordonnée entre les différents acteurs impliqués : le ministère de la Santé, le ministère de l'Environnement, l'Université, les médecins, la société civile, les familles...

Bien que des avancées significatives aient été réalisées au niveau de l'infrastructure médicale et de la sensibilisation, beaucoup reste encore à faire en ce qui concerne la prévention, le dépistage précoce, la recherche scientifique et l'amélioration de l'accès aux services existants de prise en charge des patients.

Commençons donc par rappeler brièvement l'histoire récente de la carcinologie en Tunisie, avant de tenter de retracer l'itinéraire thérapeutique des individus face à la maladie.

Cela nous amènera alors à examiner les stratégies nationales de prévention et de dépistage du cancer au niveau national.

Chapitre VIII
HISTOIRE DE LA CARCINOLOGIE EN TUNISIE

La cancérologie, désignée également sous le nom de carcinologie[133] ou oncologie, désigne la discipline médicale qui prend en charge les patients atteints du cancer. Les trois mots désignent la même spécialité, la seule différence provenant de leur étymologie.

Alors que l'oncologie dérive de la racine grecque « onco » qui signifie « masse ou tumeur », les mots cancérologie ou carcinologie ont pour origine le latin « cancri », désignant le crabe.

La carcinologie jouit d'un grand prestige en Tunisie, dépassant les frontières nationales, même si la spécialité est relativement récente.

On ne saurait toutefois envisager une histoire de la cancérologie tunisienne sans remonter aux illustres prédécesseurs arabes, avec à leur tête le chirurgien andalou Albucassis.

Son extrême prudence, son humilité même, transparaissait pourtant au travers des aveux d'impuissance qu'il ne manquait point de faire vis-à-vis de la malignité des tumeurs auxquelles il se trouvait confronté : « Nous avons évoqué le cancer de l'utérus et mis en garde contre les dangers de son traitement.

Les Anciens ont parlé des localisations du cancer qui permettaient de le réséquer en totalité, comme le cancer du sein, celui de la cuisse ou sur les membres, surtout lorsqu'il est à son début ou de petite taille ; mais quand il est ancien et qu'il atteint une dimension importante, il vaut mieux s'abstenir.

---

[133] A l'origine, étude des crustacés

Je n'ai personnellement pu en guérir aucun patient et je ne connais personne qui soit arrivé à le faire, quand le cancer est bien établi[134] ».

L'enseignement de la carcinologie

Comme c'est le cas aujourd'hui pour des spécialités émergentes telles que la gériatrie, la médecine régénérative, la télémédecine ou la génomique médicale, la cancérologie en Tunisie a d'abord été intégrée dans la formation médicale générale, avant de devenir une spécialité indépendante et structurée.

Dans la période coloniale, c'est-à-dire jusqu'en 1956[135], l'enseignement médical tunisien, considéré comme stratégique, était placé sous le contrôle du colonisateur français[136].

La cancérologie en tant que discipline spécifique n'existait pas encore, et les patients atteints de cancer étaient pris en charge, au petit bonheur la chance, par des médecins français puis indigènes, qui pouvaient être généralistes ou chirurgiens.

Après l'indépendance, le jeune gouvernement tunisien a mis en œuvre, dans l'euphorie générale, une vaste réforme de son système de santé public, et en premier lieu l'enseignement de la médecine à l'université.

La cancérologie restait malgré tout encore peu développée et était principalement abordée dans le cadre des enseignements de pathologie générale et de médecine interne.

---

[134] Abou el Kacem Khalef ibn Abbes al Zahraoui, *Kitab al tasrif li man aajaza an al taalif.* Voir également, Mestiri Said, *Abulcassis, grand maître de la chirurgie arabe*, Arcs éditions, Tunis, 1997, p. 130

[135] La Tunisie a acquis son indépendance le 20 mars 1956

[136] *Médecin du bled. Sur les pas du médecin de colonie dans le Protectorat tunisien (1881-1956),* L'Harmattan, Paris, 2013

En 1964, la première faculté de médecine est créée à Tunis, suivie de celles de Sousse et Sfax en 1974, et enfin Monastir en 1980.

L'enseignement du cancer a alors commencé à être officiellement intégré dans les modules de pathologie et de médecine interne, mais sans véritablement constituer une spécialité à part entière.

Quelques médecins tunisiens ont été envoyés en France pour se spécialiser en cancérologie, mais la création de l'Institut Salah Azaïez en 1969 va faciliter la formation des étudiants en cancérologie, en leur offrant des opportunités de stages adaptés au contexte local.

Depuis le début des années 2000, la cancérologie devient une spécialité à part entière. Avant d'y accéder, les étudiants en médecine doivent acquérir des bases solides dans plusieurs disciplines, telles que l'anatomie, la physiologie, la biologie cellulaire, l'histologie, l'immunologie, la biochimie, la pharmacologie…

Un enseignement clinique va ensuite compléter la formation des étudiants en sémiologie médicale, anatomopathologie, médecine interne, radiologie, imagerie médicale…

Après la réussite du concours de résidanat, les futurs oncologues suivent un programme approfondi pendant cinq années. L'oncologie médicale comprend l'étude des mécanismes de la cancérogenèse, les facteurs de risque et l'épidémiologie des cancers, l'immunologie tumorale, la biologie moléculaire du cancer ainsi que le diagnostic des cancers par biopsies et marqueurs tumoraux.

Les traitements en oncologie incluent la chimiothérapie, les thérapies ciblées, l'immunothérapie, l'hormonothérapie ainsi que la gestion des effets secondaires et des soins palliatifs. L'oncologie radiothérapeutique englobe la physique des rayonnements, les différentes techniques de radiothérapie et la gestion des effets secondaires.

Enfin, l'oncologie chirurgicale se concentre sur les indications et techniques chirurgicales, la chirurgie mini-invasive et robotique ainsi que la gestion des marges tumorales.

La formation des futurs cancérologues est complétée par un enseignement en bioéthique, en nouvelles technologies, et surtout par une pratique dans divers domaines liés à l'oncologie.

Les étudiants ont ainsi l'occasion de suivre des patients sous chimiothérapie et immunothérapie, de participer à des interventions chirurgicales et d'assimiler les protocoles de soins.

Les stages en laboratoires leur permettent également de mieux comprendre comment fonctionnent les laboratoires d'anatomopathologie et de biologie moléculaire, partenaires essentiels pour analyser les biopsies, identifier et caractériser les tumeurs.

Aujourd'hui, les étudiants qui réussissent le concours de résidanat considèrent la « carcino » comme une spécialité valorisante, au même titre que la « cardio », « l'ophtalmo » ou la chirurgie plastique.

L'Institut Salah Azaïez

L'Institut Salah Azaïez est un établissement de santé publique historique en Tunisie, et représente la référence en matière de surveillance, de diagnostic et surtout de traitement des différents types de cancers.

Fondé en 1969 dans le cadre d'une collaboration avec le ministère de la Santé français[137], il porte le nom du chirurgien tunisien Salah Azaïez[138].

---

[137] Ministère de la Santé publique, *Décret n°69-88 du 14 mars 1969, portant organisation de l'Institut national de carcinologie*, in Journal

A ses débuts, l'institut comprend seulement trois services, qui interviennent aux différents stades de la prise en charge du patient : l'anatomopathologie, la radiographie et en fin de parcours la chirurgie.

Il faudra attendre l'année 1989 pour que l'institut Salah Azaïez soit modernisé sous la forme d'un CHU avec l'adjonction d'un service de médecine nucléaire et l'investissement dans un coûteux matériel de radiothérapie.

En 1998, l'institut réalise une première nationale en réalisant avec succès la première opération d'autogreffe de cellules souches cancéreuses périphériques.

L'Organisation mondiale de la santé le reconnaitra alors comme un centre de référence régional pour le dépistage et le traitement des cancers du col de l'utérus et du sein.

Depuis 2009, l'Institut Salah Azaïez a encore évolué en intégrant parmi ses activités la chirurgie plastique reconstructrice et esthétique, désormais considérée comme un service nécessaire en aval d'une chirurgie cancéreuse parfois bien agressive.

Aujourd'hui, l'institut a été réorganisé sous la forme d'un Centre Hospitalo-Universitaire de 196 lits, avec quatre services complémentaires : la médecine-chirurgie (médecine oncologique, chirurgie carcinologique générale, chirurgie carcinologique cervico-faciale et réanimation), la médecine nucléaire (radiodiagnostic, radiothérapie), la biologie-pathologie (Immuno-histopathologie, biologie médicale, anatomopathologie) et un service non

---

Officiel de la République Tunisienne n° 10, 11-14 mars 1969, pp. 305-306

[138] Né en 1911 et mort en 1953, il a été le premier chirurgien tunisien du cancer. Il est aussi connu pour ses activités politiques, ayant aidé les fellagas et les combattants indépendantistes blessés au cours de leurs combats avec l'armée d'occupation française dans les années 1950

médicalisé chargé de l'épidémiologie, la statistique et l'informatique. Un comité éthique complète l'équipe.

Seules deux autres établissements proposent des services de cancérologie et de radiothérapie en Tunisie : le Centre Hospitalo-Universitaire (CHU) Farhat Hached de Sousse et le CHU Habib Bourguiba de Sfax.

Perspectives

Comme c'est le cas dans de nombreux autres domaines aujourd'hui, l'Intelligence Artificielle (IA) joue un rôle de plus en plus important dans la lutte contre le cancer en Tunisie. Elle permet d'affiner le diagnostic, d'optimiser les traitements et d'assurer un suivi plus efficace des patients.

Conscientes des potentialités de l'IA, quelques startups tunisiennes exploitent les nouvelles technologies pour répondre aux défis du cancer.

L'introduction de la 5G en 2025, une première en Afrique, devrait permettre d'accélérer la connectivité avec d'autres unités oncologiques de pointe dans le monde, ouvrant ainsi de nouvelles perspectives pour les patients atteints du cancer.

Concrètement, l'une des principales applications de l'intelligence artificielle concerne le diagnostic assisté. Des algorithmes avancés commencent aujourd'hui à être exploités pour analyser des images médicales comme les mammographies, les scanners et les IRM afin d'identifier des tumeurs avec une précision accrue, en tous les cas bien supérieure à ce que permet de faire la radiographie traditionnelle.

Au point que des radiologues nous ont exprimé, non sans une pointe d'inquiétude, leur pessimisme quant à l'avenir de leur spécialité dans un futur proche. Car, comme nous l'a affirmé un biologiste, « la machine voit ce que le radiologue ne voit pas ».

Des startups créées par de jeunes compétences se spécialisent aujourd'hui dans la détection de cancers spécifiques. MediGenius a ainsi développé une plateforme exploitant l'intelligence artificielle pour détecter le cancer du sein plus rapidement et avec plus de fiabilité.

Arrivant en Tunisie après le Maroc, DataPathology utilise l'IA pour détecter le cancer du col de l'utérus sur des prélèvements de tissus. L'analyse est plus rapide, plus précise, et réduit les marges d'erreurs des diagnostics, ce qui permet d'accélérer le lancement des protocoles.

Dans le domaine du traitement, InstaDeep, qui s'était faite connaitre grâce à son système d'alerte innovant sur les variants du Covid-19, a établi un partenariat stratégique avec le géant allemand de la biotechnologie BioNTech.

Cela lui a permis de proposer un traitement pour le moins original : grâce à l'IA, le système immunitaire des patients est stimulé pour lutter plus efficacement contre les cellules cancéreuses.

Ce qui faisait la trame si peu crédible de films de science-fiction il y a une dizaine d'année devient aujourd'hui possible. En 2016, le film de Marvel « Deadpool » mettait en scène un super-héros dont la genèse pourrait presque nous sembler banale aujourd'hui : dans un laboratoire miteux, des pseudo-scientifiques injectent un sérum à un cancéreux en phase finale.

Le produit réveille alors progressivement des gènes mutants latents dans son corps. Il est ensuite torturé pour accélérer l'éveil de ces gènes. Placé dans une machine qui, en filtrant l'oxygène, l'empêche de respirer correctement et le fait suffoquer durant des journées entière, son gène mutant se réveille et le guérit de son cancer.

Il devient Deadpool, un héros immortel. Sans aller jusqu'à prétendre que tous les Tunisiens diagnostiqués cancéreux deviendront des super-héros, on peut avancer l'hypothèse que l'intelligence artificielle s'inscrit comme une voie parmi d'autres pour la lutte contre le cancer.

Au-delà du diagnostic et du traitement, et dans une moindre mesure, l'IA pourrait jouer un rôle non négligeable dans la prévention.

Ainsi, à partir de modèles construits à partir d'algorithmes préétablis et testés, il serait possible, à travers une analyse de l'ensemble des facteurs génétiques et environnementaux, d'identifier les individus présentant un risque plus élevé que d'autres de développer un cancer.

Les campagnes de dépistage, qui se diluent et perdent de leur efficacité dans la masse des citoyens, deviendraient alors efficaces et efficientes en ciblant la seule population à risque.

Mais il ne faut pas rêver : en Tunisie, non seulement les moyens sont limités, mais de plus la population est trop peu nombreuse pour espérer réaliser des économies d'échelle.

La trop faible taille de la population, une douzaine de millions d'après le dernier recensement de 2024, ne permet pas non plus de constituer une base de données médicales centralisée qui soit suffisamment fournie pour permettre l'apprentissage des algorithmes.

A ce stade donc, on ne saurait espérer étendre les bénéfices de l'intelligence artificielle au-delà d'un cercle restreint de happy few.

Chapitre IX
L' ITINERAIRE THERAPEUTIQUE

En Tunisie, un peu moins de la moitié (47.6%) des cancers chez les hommes ont pu être diagnostiqués à un stade local, 17.1% à un stade régional et 32.3% à un stade tardif de métastases.

La situation est relativement meilleure chez le sexe féminin, avec 46.5% des tumeurs diagnostiquées à un stade d'extension locale, 28.7% à un stade d'extension régionale et 22.3% au stade de métastases.

La conversation qui avait eu lieu en 1920 entre Charles Nicolle, directeur de l'Institut Pasteur de Tunis, et son adjoint le docteur Etienne Burnet, était prémonitoire à plus d'un titre :

> « - Il faut se méfier des maladies nouvelles, très souvent ce sont des infections anciennes qui se sont développées à bas bruit dans différents hôtes sous forme d'infection inapparente. Ce sont des maladies d'avenir.
>
> - Justement ! Si elles sont inapparentes, quelle prophylaxie voulez-vous appliquer ? Ici, les gens ne consultent qu'au moment des grands malaises, c'est-à-dire trop tard.
> - C'est à vous, à la direction de l'hygiène, de les éduquer ! Je sais bien qu'à la Résidence on mesure mal l'importance de la recherche et la prophylaxie pour le progrès et le prestige de la France ![139] ».

---

[139] Ben Nefissa Kmar, Gaumer Benoit, *Etienne Burnet le Tunisien. Itinéraire mouvement d'un pastorien philosophe*, Ka' éditions, Tunis, 2023, p. 209

Les principaux cancers découverts à un stade local ont plus souvent tendance à se déclarer dans des organes externes, donc plus visibles, tels que la peau, les lèvres, l'œil, le nez, le sinus, l'oreille…

Même si on ne se rend pas compte d'un changement, il se trouvera toujours quelqu'un pour attirer notre attention sur une excroissance à l'arrière du cou, une rougeur sur le dos ou une pâleur inhabituelle.

A contrario, les tumeurs siégeant dans les organes profonds comme les poumons, le pancréas ou les surrénales passent totalement inaperçues, et ne sont le plus souvent diagnostiquées qu'à un stade de métastases. Cela n'est pas sans conséquences sur la prise en charge des patients.

Découvrir un signe suspect ne suffit toutefois pas pour déclencher le protocole thérapeutique. Car les individus suivent, selon les cultures, un itinéraire thérapeutique spécifique.

Et celui de la Tunisie est exceptionnel à plus d'un titre.

L'itinéraire thérapeutique en Tunisie

Il y a quelques années, nous avions mené une enquête de nature qualitative sur un échantillon de 320 ménages défavorisés vivant en milieu urbain[140], ce qui nous avait permis de retracer l'itinéraire thérapeutique suivant, pour le moins original :

---

140 Bouhdiba Sofiane, *Die Bedeutung des Konzeptes Baraka in Stadtischen Armenmilieu in Tunesien gestern, heute und morgen*, in *Curare 29 (2006) 2+3 Migrationspsychologie, Medizinetthnologie zu Hause und Islamische Kultur in Europa heute*, Arbeitsgemeinschaft Ethnologie und Medizin, Berlin

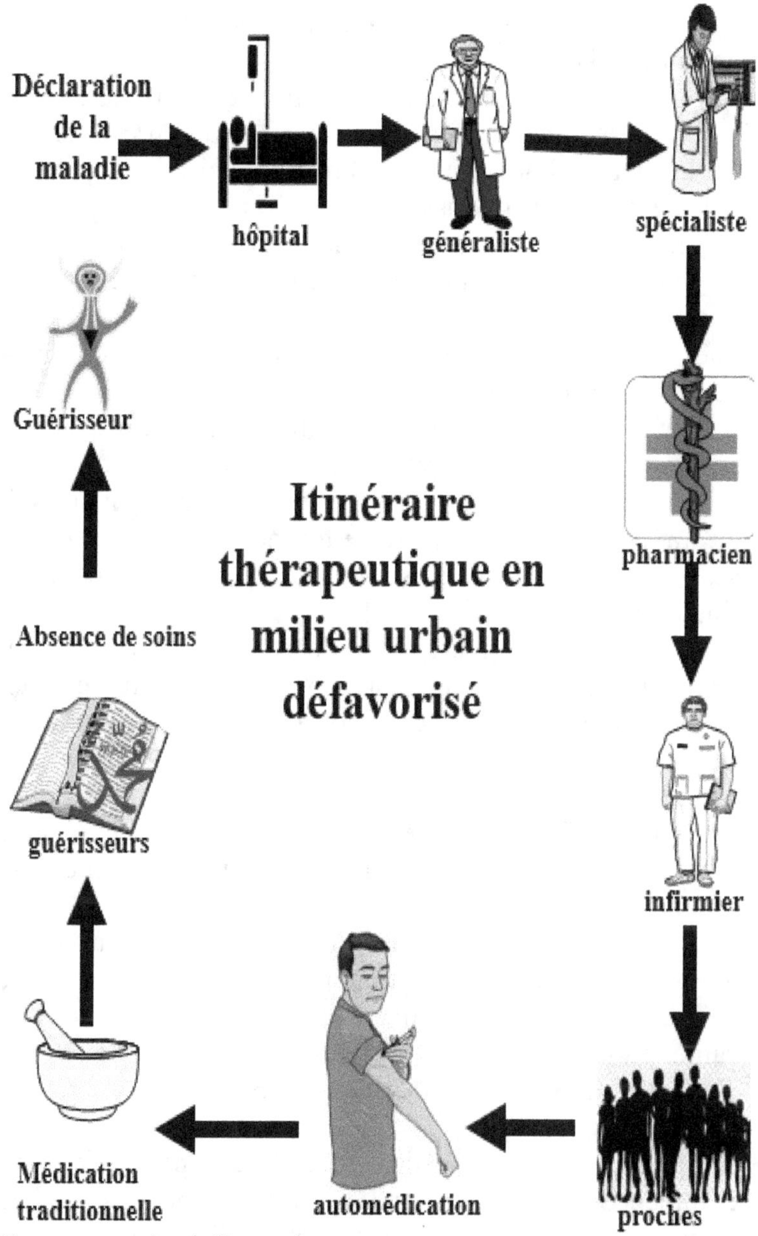

(Source : enquête de l'auteur)

Le schéma, censé représenter l'itinéraire thérapeutique de notre échantillon, est quelque peu imagé, voire puéril, reconnaissons-le. Il n'est toutefois pas dénué d'intérêt.

Il indique que le premier recours lorsqu'on est malade est la santé publique, c'est à dire l'hôpital le plus proche, et le dernier est le guérisseur.

Entre ces deux extrêmes, nous avons pensé dégager l'hypothèse de l'itinéraire thérapeutique suivant : après le médecin de la santé publique, c'est auprès du secteur privé que l'on s'adresse, auprès du généraliste d'abord, puis auprès du spécialiste.

Par la suite, c'est vers le secteur paramédical que l'on s'oriente, c'est à dire le pharmacien, puis l'infirmier.

L'étape suivante est un inattendu retournement sur soi, au travers duquel le malade se tourne vers ses proches et ses voisins, puis vers soi-même en ayant recours à l'automédication.

Dans l'avant-dernière étape du parcours thérapeutique, le malade semble à nouveau s'ouvrir sur l'extérieur, en ayant recours à la médecine non conventionnelle, c'est à dire la médecine traditionnelle et les rituels religieux.

En dernier recours, enfin, on trouve les pratiques alternatives, dites de sorcellerie. Notons ici que le malade préfère ne pas se soigner plutôt que consulter un guérisseur.

L'itinéraire thérapeutique ainsi dégagé, et qui au moins le mérite d'être le fruit d'un travail de terrain, semble suivre au départ une certaine logique cartésienne : après la santé publique, c'est auprès du secteur privé que l'on s'adresse, auprès du généraliste d'abord, puis auprès du spécialiste.

Nous allons ainsi du général au particulier, on commence par tâtonner dans les services publics plus ou moins gratuits, avant de comprendre qu'il est opportun de recourir à des médecins coûteux. Une stratégie rationnelle, tenant compte des moyens limités.

Nous observons également un bien plus étonnant mouvement d'ouverture et de repli du patient cancéreux, qui se traduit par un passage du monde extérieur, celui des médecins, à la sphère familière et de proximité – le pharmacien ou l'infirmier, c'est-à-dire des personnes que l'on connait, et qui ont leur officine dans le quartier – puis au monde fermé des proches et de soi-même, puis à nouveau une ouverture sur le monde mystérieux de la médecine parallèle.

Les recours extrêmes témoignent de la détresse du malade, qui abandonne tout recours ou bien se tourne vers la sorcellerie.

L'itinéraire thérapeutique semble ainsi être issu d'un perpétuel mouvement entre des conceptions endogène et exogène de la santé. En effet, deux approches s'opposent ici.

D'une part, le patient reste ancré au concept de santé endogène, c'est à dire se soigner *intramuros*, auprès de la guérisseuse, de l'infirmier, à la limite auprès du médecin de famille.

D'un autre côté, il y a émergence du concept de droit d'accès aux services de santé publique, avec une extériorisation du besoin de se soigner : l'offre de soins existe désormais, on y a droit, et c'est à l'extérieur qu'il faut la chercher : à la pharmacie, à l'hôpital, ou au cabinet médical.

Ces résultats sont issus d'un long travail de terrain que nous avions conduit il y a une dizaine d'années dans le cadre d'un colloque international sur les mythes. Nous n'avions pas accordé d'intérêt particulier au curieux positionnement intermédiaire de l'automédication. Jusqu'au jour où nous avons pris connaissance d'une récente étude menée par le cancérologue tunisien

Mohamed Jemâa, et qui a révélé une étonnante pratique de l'automédication face au cancer[141].

La plupart des patients interrogés par le médecin présentaient des métastases à un stade avancé de la maladie, ce qui réduisait considérablement les chances de guérison, et leur majorité avaient eu recours à une forme de médecine traditionnelle avant de se résigner à se présenter devant un professionnel de la santé.

La principale raison avancée par les patients était la difficulté d'obtenir un premier rendez-vous dans un service de cancérologie (trois mois en moyenne, plus encore s'agissant d'un contrôle[142]).

Les délais de traitement sont ensuite encore plus longs, pouvant atteindre six mois, selon la disponibilité des équipements de radiothérapie ou des médicaments de chimiothérapie.

De ce point de vue, les cliniques privées s'avèrent plus disponibles, avec des délais de seulement deux semaines. Les délais sont ensuite rallongés par les circuits administratifs de la CNAM (Caisse Nationale d'Assurance Maladie).

Que retenir de tout cela ? Sans aller jusqu'à établir un lien direct entre l'automédication et la prise en charge du cancer, gardons à l'esprit que l'idée de pouvoir se soigner

---

[141] Jemâa Mohamed, *Cancer diagnosis in Tunisian public structures: too little, too late,* in *Eurasian Journal of Medical Advances*, 2023, 3 (4), pp. 160-163

[142] Notons ici que ces délais sont encore plus longs dans les hôpitaux du Nord, ce qui a d'ailleurs été à l'origine du développement du tourisme médical en Tunisie. Pour plus de détails, voir le texte de notre communication « Le tourisme médical en Tunisie : un moteur de développement ? » présentée lors des VIIIèmes Journées internationales d'études Jean Monnet, Les systèmes de santé en transition : les régulations actuelles et futures dans l'Union européenne et son voisinage méditerranéen, organisées par l'Université Montesquieu Bordeaux IV, Hammamet, 23-24 septembre 2010

seul pourrait retarder la décision de consulter un professionnel de la santé.

Les raisons sont diverses, mais on peut supposer que le facteur coût pourrait jouer un rôle non négligeable, de même que la conviction, erronée mais non moins compréhensible, qu'un processus de guérison commence par un conciliabule intime avant de s'étendre à la sphère de la santé publique.

Le droit à la dignité

Nous avons eu l'occasion de le souligner à plusieurs reprises, le cancer est une maladie qui engage sérieusement le pronostic vital du patient.

A ce titre, les soins palliatifs représentent une étape majeure dans le processus d'accompagnement des patients traités. Cette étape difficile nécessite une attention spécifique, de la part des soignants, car il faut s'assurer d'une mort digne.

En Tunisie, l'article 24 de la *Loi 81-1634 portant règlement général intérieur des hôpitaux* stipule ainsi que « Lorsque l'état de l'hospitalisé s'est aggravé et qu'il est en danger de mort, il peut être transféré à son domicile si lui-même ou sa famille en expriment le désir[143] ».

La question qui se pose ici est celle de la légitimité de l'abandon d'un cancéreux en phase finale à son propre sort. C'est ce qu'on appelle euthanasie.

L'euthanasie, du grec *ευ* (bon) et *τανατος* (la mort) est « la théorie selon laquelle il est légitime et moral de

[143] République Tunisienne, *Décret 81-1634 du 30 novembre 1981 portant règlement général intérieur des hôpitaux, instituts et centres spécialisés relevant du ministère de la santé publique*, Journal Officiel de la République Tunisienne n° 77, Tunis, 4 décembre 1981

provoquer la mort de malades incurables dont la fin est proche, lorsqu'ils souffrent beaucoup[144] ».

Il s'agit donc d'abréger la vie d'un patient condamné par le cancer, afin d'alléger ses souffrances. Les uns y voient purement et simplement un acte criminel, anti-déontologique et allant de surcroit à l'encontre des préceptes religieux les plus basiques.

Pour les autres en revanche, il s'agit finalement de soulager un être humain et l'aider à mourir dans la dignité. Les anglo-saxons emploient d'ailleurs le terme de « right to die », c'est à dire le droit de mourir que détient chaque être humain, et on retrouve parfois dans la littérature francophone le terme « mort dans la dignité ».

En Tunisie, il n'existe pas encore de texte spécifique à l'euthanasie, mais celle-ci est assimilée à un homicide, et donc tout simplement interdite et punie par la loi.

En réalité, l'euthanasie peut revêtir deux aspects fort différents d'un point de vue éthique. Elle peut être active, et le débat est alors largement ouvert sur la question suivante : faut-il accélérer la mort d'un patient cancéreux relégué à l'état de végétal ou en proie à de vives souffrances, ou faut-il au contraire prolonger ce semblant de vie au-delà des limites imposées autrefois par la nature et aujourd'hui par la science ?

L'euthanasie peut également revêtir une forme plus discrète, plus insidieuse aussi : il s'agit de l'euthanasie dite passive, pratique hospitalière de reconduction du malade sans espoir de guérison vers sa famille, au sein de laquelle il pourra mourir tranquillement, entouré de l'affection des siens. C'est en quelque sorte, la désinstitutionalisation de la mort.

L'euthanasie passive concerne plus particulièrement les pays les moins développés, qui ne maîtrisent pas suffisamment les technologies médicales de pointe, celles

---

[144] Rey Alain, *Micro Robert*, Paris, 1988, p. 492

qui justement permettent de rallonger la durée de vie des grands malades en phase finale, par exemple des cancéreux littéralement épuisés par la maladie.

C'est surtout en ce qui concerne les enfants que l'expression prend tout son sens. En effet, comme nous l'avions souligné supra, la probabilité de survivre à un cancer infantile dépend du pays dans lequel vit l'enfant : dans les pays à revenu élevé, plus de 80% des enfants atteints de cancer guérissent, mais dans de nombreux pays à revenu faible ou intermédiaire, le dénouement heureux peine à dépasser 30% des cas[145].

C'est donc à juste titre que l'euthanasie passive est souvent décrite comme « l'euthanasie du pauvre ». En fait, elle diffère de l'euthanasie active, celle dont nous prenons conscience à travers les média occidentaux, en ce sens que cette dernière est l'aboutissement d'un choix raisonné, alors que l'euthanasie passive nous est imposée par la gravité du mal, c'est à dire en définitive par le plateau médical insuffisant.

Concrètement, le problème qui se pose alors dans les services tunisiens de cancérologie, est le suivant : le manque de moyens rend les médecins de la santé publique impuissants devant la gravité du mal, et les met dans l'obligation de « reconduire » chez eux des patients qu'ils savent condamnés d'avance.

C'est en tous les cas l'expression employée par la psychologue tunisienne Lilia Laabidi, qui écrit : « Reconduire le malade chez lui sur la demande de sa famille ou sur la proposition de l'équipe soignante est une scène courante quand la médecine est jugée de part et d'autre limitée à guérir[146] ».

---

[145] Organisation Mondiale de la Santé

[146] Labidi Lilia, Nacef Tawfiq, *Deuil impossible*, Sahar, Tunis, 1993, p. 37

Pour un médecin, vivre une situation d'euthanasie passive n'est certes pas une expérience aisée, d'autant plus que c'est d'un triple combat qu'il s'agit : après avoir affronté le patient condamné et ses proches, c'est face à soi-même, à ses doutes, à son propre échec, que se retrouve confronté le médecin impuissant.

Lorsque le médecin se rend compte – il est généralement le premier à le faire – que le malade ne peut raisonnablement plus être soigné avec les moyens limités dont dispose l'hôpital, il se retrouve subitement désintéressé, après avoir signifié au malade les limites de sa science.

Un médecin de la santé publique nous a ainsi confié, à propos d'un malade cancéreux condamné, que « le plus dur pour le staff médical et paramédical sera de lui faire oublier son état d'agonisant ».

Le médecin tunisien renonce ainsi à l'une des responsabilités qui semblent pourtant fondamentales dans les systèmes de santé publique occidentaux, comme le soulignent les médecins français Marion Ladevèze et Gwénola Levasseur : « Dans la société occidentale actuelle, la population vieillit et la façon d'appréhender la mort change.

Avec la généralisation des soins palliatifs, une nouvelle responsabilité incombe au médecin, celle de garantir la qualité de vie jusqu'au décès[147] ».

C'est donc finalement le niveau de la technologie qui définit l'attitude du cancérologue tunisien face à la mort. Dans les services de cancérologie tunisiens, nous n'en sommes pas encore à ce stade où, selon le philosophe français Vladimir Jankélévitch, les progrès de la médecine parviennent à contribuer à une modification significative

---

[147] Ladevèze Marion, Levasseur Gwénola, *Le médecin généraliste et la mort de ses patients, in Pratiques et organisation des soins*, Volume 41, n°1, Janvier-mars 2010, p. 65

des représentations de la mort, en lui attribuant un statut de phénomène évitable, ou du moins que l'on peut différer à l'infini[148].

La douleur

Comme pour la plupart des maladies, la douleur est indissociable du cancer. C'est d'ailleurs bien souvent lorsque le patient commence à ressentir une douleur, ou simplement une gêne, qu'il se résigne à consulter et à découvrir son état cancéreux.

De ce point de vue, la douleur peut être considérée comme nécessaire, voire bénéfique, puisque c'est elle qui déclenche le réflexe de thérapie et de survie.

La douleur alerte le corps et l'esprit d'un dysfonctionnement, et son évolution fournit ensuite un guide pour le diagnostic et la voie vers la guérison.

D'autant plus que le cancer est un mal qui ronge silencieusement de l'intérieur, et que beaucoup de patients se rendent aujourd'hui compte qu'ils avaient vécu avec un cancer durant de longues années, sans même en soupçonner l'existence.

Les médecins belges Jacques Grisart et Anne Berquin écrivent ainsi : « La douleur aussitôt ressentie, nous voulons nous en débarrasser. Pourtant, heureusement qu'elle existe !

Car la douleur nous protège, elle est un signal vital adressé par notre cerveau pour nous avertir d'un changement de l'état du corps, changement qui pourrait signaler une menace (par exemple une fracture, une

---

148 Jankélévitch Vladimir, *Penser la mort ?*, Liana Levi, Paris, 1994 ; Ladevèze Marion, Levasseur Gwénola, *Le médecin généraliste et la mort de ses patients, in Pratiques et organisation des soins*, Volume 41, n°1, Janvier-mars 2010, p. 66

inflammation, une infection, une blessure, un choc électrique, une brûlure, etc.)[149] ».

La douleur ressentie par le patient est probablement décuplée après le diagnostic – c'est psychologique. Elle est causée par la tumeur elle-même ou ses métastases, et peut être de nature nociceptive, c'est-à-dire déclenchée par l'agression de l'organisme.

La douleur peut également être neuropathique, c'est-à-dire causée par un grave dysfonctionnement du système nerveux central ou périphérique. Souvent, la douleur cumule les deux formes, et elle est dans tous les cas invalidante.

C'est d'ailleurs la raison pour laquelle l'expression « *rteh*[150] » revient systématiquement dans les discours, pour consoler les proches du cancéreux décédé après une « longue maladie ». Les traitements apportent aussi leur lot de douleur, qui est plutôt de nature neuropathique.

Une étude menée en 2018 à l'hôpital de Monastir avait révélé que le traitement de la douleur reste malgré tout relégué au second plan, la priorité étant accordée à la seule guérison, coûte que coûte : « Notre étude a permis une première estimation de la prévalence de la douleur chez les patients atteints du cancer en Tunisie.

Elle a montré que ce symptôme est encore sous-estimé et sous-traité. Cela est dû aux différentes barrières liées aux patients, aux soignants et à l'institution mais aussi aux croyances et aux attitudes des patients[151] ».

---

[149] Grisart Jacques, Berquin Anne, *La douleur ne me lâche pas. Comprendre la douleur chronique pour s'en détacher*, Mardaga, Paris, 2017

[150] Il est apaisé

[151] Tijani Marwa, Sayadi Mouna, Zribi Kaouther, Jbeli Fethi, Zaied Sonia, Daldoul Amira, Ben Salah Yosra, Saidani Zahra, Cherif Ameni, *La gestion de la douleur chez les patients atteints du cancer dans un hôpital tunisien, in Bulletin du Cancer,* Volume 108 (5), Mai 2021, pp. 465-471

Chapitre X
LA PREVENTION

Nous avons eu l'occasion de le souligner *supra*, le cancer est une pathologie multifactorielle. De ce simple fait, et contrairement aux autres causes de mortalité, sa prévention est extrêmement complexe.

Nous avons eu l'occasion d'étudier de près de nombreuses causes de décès, des plus anciennes comme les maladies cardiovasculaires, jusqu'aux plus récentes comme le sida[152] ou le Covid[153].

S'il est un constat que nous sommes à même de faire aujourd'hui, c'est que les connaissances des ressorts du cancer restent encore floues, même dans les sociétés les plus avancées.

Au point de rendre toute stratégie nationale de prévention efficace quasiment impossible.

Des déterminants incertains

Nous l'avions expliqué supra, le raisonnement étiologique contemporain privilégie rarement une cause de décès unique, qui serait à la fois nécessaire et suffisante[154].

Plus que toute autre pathologie, le cancer se prête à cette multi factorialité, rendant littéralement impossible la détermination d'une séquence logique et universelle

---

152 Bouhdiba Sofiane, *Le sida en Tunisie. Un mal méconnu,* L'Harmattan, Paris, 2023

153 Bouhdiba Sofiane, *Covid 19. Le retour de la peste*, L'Harmattan, Paris, 2020

154 Moulin Anne-Marie, *Etiologie*, in, Lecourt Dominique, *Dictionnaire de la pensée médicale*, Presses Universitaires de France, Paris, 2004, p. 448

d'évènements aussi divers que l'hérédité, l'exposition à des substances toxiques, le contact fortuit avec un virus…

Paradoxalement donc, les grandes découvertes médicales ne font que rendre encore plus complexes la compréhension des déterminants des cancers.

On sait aujourd'hui que, quel que soit le type de tumeur, certains facteurs sont susceptibles d'accroitre le risque de développer la maladie et de conduire vers la mort à plus ou moins brève échéance.

C'est dans ce cadre que l'on considère encore que le cancer est une cause de décès évitable, au même titre que les accidents de la route par exemple.

Pourtant, rien n'est moins sûr, comme nous l'explique le démographe belge Philippe Wanner : « Parmi les comportements recommandés pour réduire le risque de développer un cancer, on distingue généralement les comportements qui pourraient être suivis par les individus sans sacrifices ou désagréments jugés insurmontables pour eux ou la société (c'est le cas d'une alimentation équilibrée ou de la lutte contre le tabagisme) et les comportements qui ne peuvent être adaptés sans sacrifices personnels pouvant être jugés inacceptables (par exemple un comportement reproductif particulier, ou le déplacement des individus dans un environnement géographique qui limite les risques).

Cette distinction entre comportements acceptables et inacceptables dépend, bien sûr, de la conscience de chaque individu. Cependant, une fois cette distinction établie, près de 80% des cancers seraient évitables par un comportement qui n'entraînerait pas de sacrifices insurmontables[155].

---

155 Doll Richard, Peto Richard, *The causes of cancer: quantitative estimates of avoidable risks of cancer in the United States today*, in *Journal of National Cancer Institute*, 66 (6), Juin 1981, pp. 1191-308

Une amélioration de l'alimentation, une diminution de la consommation d'alcool et de tabac, ainsi qu'une meilleure protection sur le lieu de travail autoriseraient une diminution importante de l'incidence des cancers les plus fréquents[156] ».

Une stratégie claire

Comme dans les autres pays, des campagnes de prévention sont organisées tout au long de l'année et ciblent les cancers les plus fréquents en Tunisie. Le mois d'octobre par exemple est dédié à la sensibilisation au cancer du sein.

L'initiative « Octobre rose » propose ainsi des dépistages gratuits, des caravanes sanitaires en milieu rural, des conférences, des événements médiatiques...

Au mois de mars, le pendant masculin de l'octobre rose, la campagne « Mars bleu », met l'accent sur la prévention du cancer colorectal avec un focus sur l'alimentation, l'activité physique voire la pratique sportive modérée, et le dépistage.

Une « marche bleue » est ainsi organisée le premier samedi du mois de mars de chaque année, par le ministère de la Santé.

Une journée nationale est également consacrée, à la fin du mois de mai, à la lutte contre le tabac, tout de même responsable, d'une manière plus ou moins directe, de 35% des décès par cancer en Tunisie.

Dans tous les cas, les moyens de communication utilisés incluent la télévision, la radio et les réseaux sociaux ainsi que la distribution de brochures et d'affiches dans les établissements éducatifs et de santé, les centres

[156] Wanner Philippe, *Facteurs à l'origine de développer un cancer : les cancers du poumon et du sein*, Academia, Louvain-la-Neuve, 1990, p. 47

commerciaux, parfois même dans les guichets de péages des autoroutes.

L'éducation sanitaire est également intégrée dans les écoles et les universités afin de sensibiliser les jeunes aux dangers du tabac et de l'alcool, à l'importance d'une alimentation équilibrée et d'une activité physique régulière et à la nécessité du dépistage précoce pour certains cancers comme celui du sein ou du col de l'utérus.

Sur une base plus volontariste, des ateliers et des interventions de médecins sont régulièrement organisés dans les établissements scolaires pour favoriser l'adoption de comportements sains dès le plus jeune âge.

Une prévention laborieuse

Faire la part des choses entre ce qui est encore acceptable et ce qui ne l'est pas est fondamental, bien que cela ne soit pas suffisamment pris en compte dans les stratégies de santé publique.

Par exemple, on sait que le tabac est un facteur majeur de cancer du poumon, et on en déduit que le sevrage tabagique s'inscrit naturellement comme une panacée. Mais est-on capable de juger du degré de sacrifice nécessaire pour renoncer à fumer ?

Il y a quelques années, à l'occasion d'une étude sur la mortalité par accidents de la route en Tunisie[157], nous avions été confrontés à un exercice bien difficile, celui de l'évaluation du sacrifice consenti par un usager tunisien du deux roues pour porter un casque, et nous avions constaté qu'il pouvait différer selon des critères tels que la chaleur estivale, le revenu, le type d'usage du véhicule…

---

[157] Bouhdiba Sofiane, *Estimation du coût socio-économique des accidents de la route en Tunisie*, Organisation Mondiale de la Santé, avril 2017 ; voir également Bouhdiba Sofiane, *La mortalité des motards. La mort au guidon*, L'Harmattan, Paris, 2021

Non seulement les efforts publics ne sauraient se concentrer sur quelques aspects clairement identifiés, mais en plus les actions menées pour prévenir le cancer risquent d'entrer en concurrence avec des stratégies de lutte contre d'autres causes de décès.

Outre les problèmes juridiques, budgétaires ou éthiques, une telle situation nécessite des synergies difficiles à mettre en œuvre. En Tunisie plus qu'ailleurs.

En réalité, il existe plusieurs stades dans la prévention du cancer. L'Organisation Mondiale de la Santé en distingue trois : à la base, il y a d'abord la prévention primaire, qui consiste à réduire l'incidence du cancer.

Il s'agit en fait de limiter les comportements à risques au sein de la population, tels que fumer, boire de l'alcool, s'exposer au soleil, respirer de l'air pollué…

Une stratégie gagnante à plus d'un titre car elle permet de lutter simultanément contre plusieurs causes de mortalité : boire de l'alcool d'une manière plus modérée, par exemple, réduit certaines formes de cancer, tout en luttant contre la cirrhose du foie ou les accidents de la route.

Cette forme de prévention reste néanmoins laborieuse en Tunisie, à plus d'un titre. Si on examine les principaux comportements favorisant le cancer, on se rend compte que, finalement bien peu d'efforts sont faits pour mettre en branle un quelconque changement.

Il existe bien un programme national de lutte contre le tabac[158], mais quel crédit peut-on lui accorder ? On sait bien que le tabagisme est responsable de plus de 8 000 décès par an en Tunisie.

Plusieurs mesures ont été mises en place pour réduire sa consommation, notamment l'augmentation des taxes

---

[158] *Loi du 23 février 1998*, ratifiée par l'OMS le 7 juin 2010, et *Protocole pour éliminer le commerce illicite des produits du tabac*, ratifié le 11 janvier 2013

sur les cigarettes, l'interdiction de fumer dans les espaces publics et les établissements scolaires, l'ouverture de centres publics d'aide au sevrage tabagique[159]...

Mais comment l'Etat pourrait-il sérieusement lutter contre le tabagisme, facteur favorisant les cancers du poumon et de la vessie, alors même que le monopole pour la fabrication et la commercialisation du tabac et des allumettes est détenu par la Régie Nationale des Tabacs et des Allumettes (RNTA), une des plus grandes entreprises publiques du pays ?

De même, à notre connaissance, peu de communication est faite pour limiter la consommation d'alcool, peut-être par pudeur, ou alors parce qu'on considère que le pays étant musulman, l'alcoolisme est loin d'être un fait social total au sens de l'anthropologue français Marcel Mauss[160].

La surtaxe des alcools ne semble pas jouer un quelconque effet dissuasif, d'autant plus que la contrebande fournit largement le marché local. Pas grand-chose non plus pour pousser les Tunisiens à faire du sport et à en finir avec la surcharge pondérale, cause majeure du cancer colorectal.

Et puis, il n'existe pas une institution clairement identifiée qui jouerait un rôle moteur pour changer les comportements à risque. En ce qui concerne le tabac par exemple, une éducation par les pairs n'est même pas envisageable, puisque les personnes clés censées montrer

---

[159] Ils sont généralement logés dans les hôpitaux régionaux ou les centres de santé de base de chacun des 24 gouvernorats que compte le pays

[160] Le « fait social total » se reconnaît à sa caractéristique de concerner l'ensemble des membres d'une société, le rôle des sciences sociales étant précisément de déceler dans quelle mesure ce fait peur refléter les caractéristiques intrinsèques d'une société donnée. Pour plus de détail, voir Mauss Marcel, *Essai sur le don. Forme et raison de l'échange dans les sociétés archaïques*, in *L'année sociologique*, Paris, 1923

la voie fument : médecins, enseignants, sportifs, acteurs… Le résultat est là : on fume dans les aéroports, dans les universités, dans les hôpitaux, dans les administrations…

C'est plutôt au niveau de la prévention secondaire que des actions sont menées ; d'une manière bien plus efficace. Il s'agit alors de réduire la prévalence du cancer dans la population, en limitant son évolution.

La prévention tertiaire, qui intervient après la survenue du cancer pour limiter les risques de rechute, est également une alternative envisageable.

La vaccination fait aussi partie de la stratégie nationale de prévention du cancer. Depuis 2023, la vaccination contre le papillomavirus humain est proposée aux jeunes filles âgées de 11 à 14 ans pour prévenir le cancer du col de l'utérus.

Son déploiement progressif nécessite des campagnes de sensibilisation pour améliorer l'adhésion. La vaccination contre l'hépatite B, responsable de certains cancers du foie, est également incluse dans le calendrier vaccinal des nourrissons.

Chapitre XI
L'ILLUSION DU DEPISTAGE

En Tunisie, le diagnostic précoce est un élément central dans la stratégie nationale de lutte contre le cancer. Il est même considéré comme partie intégrante de la stratégie de prévention, ce qui nous semble tout de même paradoxal, car prendre la décision de dépister signifie que l'on n'a pas su prévenir le mal.

Toujours est-il que le leitmotiv en matière de lutte contre le cancer est le suivant : le dépistage précoce, c'est-à-dire au moment où la maladie n'est encore qu'asymptomatique, permet de détecter les lésions précancéreuses et donc de sauver le patient.

En Tunisie comme ailleurs, le dépistage représente ainsi le fer de lance de la stratégie de santé publique.

Les plans de lutte contre le cancer incluent des actions de dépistage de masse, et notamment pour les cancers du sein et de l'utérus. Des campagnes presse et télévisées de sensibilisation sur les signes et les symptômes précoces de ces formes de cancer sont ainsi régulièrement menées.

La société civile fait également des visites de sensibilisation dans les villages, afin de couvrir les 33% de population rurale que compte encore le pays.

Tous les travaux de terrain menés aujourd'hui en Tunisie, comme ailleurs dans le monde d'ailleurs, aboutissent à une même et unique conclusion : le dépistage est le meilleur moyen de lutter contre le cancer.

Le médecin tunisien Mohamed Hsairi écrit ainsi : « Le présent travail relatif aux connaissances, à l'attitude des étudiants en fin de cursus d'études médicales vis-à-vis du dépistage du cancer du col utérin et de la détection précoce du cancer du sein, a mis en évidence une attitude positive vis-à-vis du dépistage[161] ».

Cette conclusion, aussi évidente que banale, revient dans l'ensemble des enquêtes menées en Tunisie. Au point que l'on peut se demander s'il est vraiment utile de chercher à savoir ce que l'on sait déjà.

Ne pas se rendre régulièrement dans un centre dédié pour vérifier qu'un cancer ne guette pas quelque part dans le corps, est naturellement perçu comme un non-sens.

On considère même aujourd'hui que c'est le retard au dépistage qui serait le premier facteur de décès en Tunisie, car le médecin se retrouve face à un stade de métastase, trop avancé pour mettre en place une thérapeutique efficace. Soit. Mais alors, pourquoi malgré tout, le dépistage du cancer n'entre-t-elle pas dans la culture du Tunisien ? Serait-il moins conscient, moins désireux de vivre ?

Les freins au dépistage

Au vu de l'ensemble de ces réflexions, le dépistage précoce apparait naturellement comme une panacée au cancer. Et pourtant, ça ne marche pas.

Trop de peurs, d'incertitudes sur l'avenir, de préoccupations exclusivement centrées sur l'instant présent, se cumulent pour construire durablement une négativité qui réduit la probabilité de demander un avis médical.

---

[161] Hsairi Mohamed, Ben Gobrane Heger, Ben Alaya Nissaf, Bellaaj Ridha, Achour Noureddine Achour, *Connaissances et attitudes des étudiants en fin d'études médicales vis-à-vis des dépistages des cancers du col utérin et du sein*, in *Santé publique*, Volume 19, n°2, Tunis, 2007, p. 125

« Professeur, je ne comprends pas ! Pourquoi les gens ne font pas un dépistage à temps ? Ce n'est rien du tout, et ça leur évite de mourir ! ».

Une question – un leitmotiv – qui nous a été posée des dizaines de fois lors de nos interventions dans des terrains aussi divers que l'improbable unité oncologique de Niamey, le prestigieux National Cancer Center of Japan de Tokyo, ou dans les sombres couloirs de l'Institut Azaiez.

Avec à chaque fois des mimiques qui en disent long sur le degré d'étonnement, d'incompréhension voire de colère à peine retenue notre interlocuteur.

Etonnement encore plus grand de l'interlocuteur écoutant notre réponse pour le moins inattendue : « Moi non plus, pourtant spécialiste reconnu de la mortalité, je ne ferais pas de dépistage. Vous savez pourquoi ? Eh bien tout simplement parce que je ne veux pas qu'on me dise : vous allez probablement mourir. Je le sais déjà ».

De fait, toute la bonne volonté du monde ne changera pas le comportement d'une population face au cancer. Si quelques individus anxieux et plus ou moins hypocondriaques[162] feront régulièrement des dépistages du cancer, en revanche la grande majorité des personnes ne se résignera à le faire que si des signes symptomatiques indubitables apparaissent.

Car, comme c'est le cas dans bien d'autres domaines, les bons élèves sont rares. Les mécaniciens du monde entier vous le diront : il faut entretenir le moteur d'une voiture pour éviter qu'elle tombe en panne.

Pourtant, si peu d'automobilistes suivant à la lettre le calendrier d'entretien du constructeur. Reprenant une conception mécaniste du corps, celle de René Descartes

---

[162] L'hypochondrie est la crainte exagérée de tomber malade, avec une préoccupation excessive concernant sa santé et le bon fonctionnement de son corps. Il s'agit d'un trouble mental caractérisé

par exemple, on peut ainsi faire une analogie entre le cancer et les problèmes mécaniques des automobiles.

En Tunisie comme ailleurs, le dépistage systématique du cancer n'est pas généralisé pour plusieurs raisons : la logistique d'abord.

Dans certaines régions reculées, comme Siliana ou Tataouine, les femmes doivent parcourir plusieurs dizaines de kilomètres pour accéder à un centre de dépistage. Avec le coût que cela engendre.

Il faut payer le test, sans attendre un éventuel remboursement de la CNAM (Caisse Nationale d'Assurance Maladie[163]) puisque dans la majeure partie des cas, la décision n'a pas été justifiée par un médecin.

Il faut aussi organiser le déplacement vers un centre effectuant le test, ce qui devient encore plus problématique pour un senior ou un patient souffrant de mobilité réduite.

Le dépistage du cancer du sein est recommandé pour les femmes âgées de 50 à 69 ans, et le ministère de la Santé propose une mammographie gratuite dans certains centres spécialisés. Pourtant, à peine 10% des femmes concernées y participent.

De même, le dépistage du cancer du col de l'utérus, qui nécessite un frottis cervico-utérin à réaliser tous les trois ans chez les femmes de 30 à 65 ans, affiche avec peine une couverture de 15%.

Concernant le cancer colorectal, une analyse des selles est proposée aux personnes de plus de 50 ans, avec parfois des initiatives gratuites.

Mais ce n'est pas qu'une question d'argent. Convaincre une grande partie des Tunisiens de faire un dépistage colorectal en l'absence de tout signe suspect, tel que des efforts douloureux d'expulsion des selles ou des douleurs rectales par exemple, est une véritable gageure.

---

[163] Unique caisse de sécurité sociale, remboursant sous conditions une partie des soins de santé

De même que proposer un dépistage pour toute la population nécessiterait des ressources financières, matérielles et humaines dont le ministère de la Santé ne dispose pas.

Imaginons qu'une campagne ciblant les hommes de cinquante ans réussisse au point que leur grande majorité effectue systématiquement un dépistage. Comment le ministère de la Santé pourrait-il répondre à la demande ?

Soyons réalistes : c'est vers un dépistage conditionnel qu'il faudrait plutôt s'orienter, afin d'être plus productifs : moins de tests, mais obligatoires dès lors qu'un symptôme bien défini apparait.

Et surtout, il faudrait agir simultanément en amont pour réduire l'exposition aux facteurs cancérigènes, et en aval pour prendre en charge les patients.

D'ailleurs, seuls les cancers les plus communs, comme le cancer du col de l'utérus qu'on peut facilement dépister avec un frottis, ou le cancer du sein détectable à la mammographie, peuvent être dépistés d'une manière fiable.

Les autres formes de la maladie, comme le cancer du pancréas ou du cerveau, ne peuvent être dépistés qu'à l'apparition des symptômes, autrement dit il ne s'agit plus d'un dépistage.

Les erreurs de dépistage peuvent également conduire à des résultats inverses : un faux négatif (le test laisse penser à tort qu'il y a un cancer) donnerait un faux sentiment de sécurité, alors qu'un faux positif génèrerait des examens coûteux et inutiles, ainsi qu'un stress.

La dimension psychologique reste toutefois la principale barrière au dépistage du cancer. On n'a pas forcément envie de savoir qu'on est malade, et un dépistage systématique pourrait être alors être considéré comme une intrusion malsaine dans la vie privée.

Nous avons eu l'occasion de constater à quel point les tests PCR avaient été détestés tout au long de la terrible épidémie de Covid 19[164].

Le fatalisme, inhérent à la culture musulmane, peut également jouer un rôle important pour freiner le dépistage du cancer, et notamment pour les plus âgés, là précisément où les cas se concentrent : « ce qui doit arriver arrivera » nous disent les gens, et pas seulement en milieu rural ou faiblement éduqué.

De nombreux Tunisiens sont persuadés que s'ils doivent avoir un cancer, ils ne peuvent rien y faire, donc autant ne pas chercher à savoir. « *Hokm rabbi*[165] », c'est le *maktoub*[166].

Plus qu'une vision pessimiste de la vie, c'est un calcul simple qui se fait : au lieu de gaspiller ressources et temps à savoir, autant user de ces ressources, qui sont limitées, à profiter de la vie.

L'autre élément, de nature non moins psychologique, qui joue pour freiner le dépistage, c'est la peur ancestrale de la mort, qui se profile insidieusement derrière le diagnostic. Il est vrai que, contrairement à ce que l'on pourrait croire, refuser le dépistage rassure.

Ce genre de paradoxes ne peut apparaitre qu'à travers une longue série d'entretiens et de focus groups, ce que nous n'avons guère manque de faire au cours de nos travaux de terrain en Tunisie.

Le sentiment de l'inutilité du dépistage est renforcé par les expériences personnelles. De nombreuses personnes avec lesquelles nous nous sommes entretenues ont ainsi connu des proches qui ont souffert du cancer malgré un dépistage ou un traitement invasif.

---

[164] Bouhdiba Sofiane, *Covid 19. Le retour de la peste*, L'Harmattan, Paris, 2020

[165] C'est la volonté de Dieu

[166] Ce qui est écrit, entendre le destin

Le constat est à chaque fois le même : à quoi bon dépister, à quoi bon passer entre les mains du chirurgien, perdre son intégrité, voire sa dignité ?

Faute de success stories rassurantes, l'idée bien pessimiste que « De toute façon, on ne guérit pas du cancer » décourage le dépistage, d'autant plus que derrière le médecin honnête se profile souvent le charlatan avide d'honoraires[167].

En milieu rural, les freins au dépistage deviennent encore plus complexes, pour d'autres raisons liées au mode de vie dans les campagnes.

Dans les foyers ruraux, la décision de réaliser un contrôle médical, quelle que soit sa nature, est déléguée au chef de famille. Figures d'autorité dans le foyer, ce dernier peut décider de retarder, voire d'empêcher son épouse ou ses enfants de consulter un médecin.

Dans certains villages isolés de la Kroumirie, le chef de famille a encore à peu près le même statut que le chef de famille romaine, quasiment un droit de vie ou de mort. La situation se complique lorsqu'il s'agit d'une femme.

Le manque d'éducation, la banalisation des conséquences du non-dépistage, les préoccupations budgétaires, financières, les réticences à laisser une femme se faire examiner par un médecin homme, sont autant de facteurs qui agissent en synergie pour instaurer une véritable culture du fatalisme face au cancer rural.

Comme si cela ne suffisait pas, à ces freins se greffe la fatalité propre à l'islam. Le cancer place le croyant sur le long terme, et comment pourrait-il alors empiéter sur la volonté divine de faire mourir ou pas ?

---

167 Bouhdiba Sofiane, *Le côté obscur de la médecine. Mauvais médecins et médecins mauvais, de l'Antiquité à nos jours*, L'Harmattan, Paris, 2019

Et les résultats sont là : au niveau national, les taux de couverture du dépistage sont très faibles, de l'ordre de 14% pour le cancer de l'utérus, par exemple.

Ce taux est alarmant car si les femmes, qui maintiennent un lien régulier avec le système de santé, ne serait-ce qu'au travers des consultations gynécologiques, se font rarement dépister, on peut se demander ce qu'il en est pour les hommes.

De nombreuses études soulignent le lien entre le diagnostic tardif et la taille excessive de la tumeur lors du premier contact avec un milieu hospitalier. « En Tunisie, comme dans les pays de l'Afrique du Nord la situation est alarmante.

Le délai moyen de consultation reste long avec une médiane de 6.8 mois. Le stade au moment du diagnostic est avancé dans 39% des cas. La taille tumorale moyenne est actuellement de 4.6 cm dans la région du centre de la Tunisie et de 4.2 cm au Sud Tunisien[168] ».

En fait, on peut distinguer entre deux étapes différentes de retards de diagnostic du cancer. Le premier est inhérent au patient lui-même. C'est le « délai patient », qui correspond au délai entre la constatation des premiers symptômes et la première consommation de services de soins.

Il y a ensuite un retard imputable au médecin de première ligne, que la littérature désigne sous l'expression faussement technique de « délai système ».

Concrètement, il s'agit du précieux temps écoulé entre la première consultation et le diagnostic ou l'orientation du patient vers un service spécialisé, qui est souvent

---

168 Ben Fatma L., Belaid I., Said N., Gahbiche S., Hochlef M., Chabchoub I., Ezzairi F., Ben Ahmed S., *Quelles raisons au retard diagnostique des cancers du sein en Tunisie ?*, in *La Tunisie médicale*, Volume 96 (10/11), Tunis, 2018, p. 667

centralisé au niveau des grandes unités hospitalières, voire dans la capitale.

En ce qui concerne le retard attribué au système de santé, celui inhérent aux médecins peut parfois prendre une dimension considérable, comme le souligne une équipe de cancérologues tunisiens, à propos du cancer du sein : « En effet, la mésinterprétation des signes cliniques mammaires et leur attribution à une pathologie bénigne (abcès) était la principale cause retrouvée au retard diagnostique[169] ».

De nombreuses études soulignent toutefois que le « délai patient » explique, dans les trois quarts des cas, la taille excessive des tumeurs[170].

Toujours est-il que les retards se cumulent alors, créant une sorte de synergie du mal. Car, même lorsque la décision de consulter est finalement prise, encore faudrait-il pouvoir accéder au service de dépistage adapté.

En effet, il existe encore bien peu de centres publics spécialisés en cancérologie, qui offrent des services de diagnostic, de traitement et de suivi. Il en existe actuellement trois : l'Institut Salah Azaiez à Tunis, le CHU Farhat Hached à Sousse et le CHU Habib Bourguiba à Sfax.

Au moment même où nous écrivons ces lignes, un quatrième centre d'oncologie de pointe, très attendu, devrait également voir le jour au CHU de Gabès.

---

[169] Ben Fatma L., Belaid I., Said N., Gahbiche S., Hochlef M., Chabchoub I., Ezzairi F., Ben Ahmed S., *Quelles raisons au retard diagnostique des cancers du sein en Tunisie ?*, in *La Tunisie médicale*, Volume 96 (10/11), Tunis, 2018, p. 669

[170] Benbakhta B., Tazi M., Benjaafar N., Khattabi A., Maaroufi A., *Determinants of patient and health system delays for women with breast cancer in Morocco, 2013*, in *Revue d'épidémiologie et de santé publique*, Juin 2015, 63 (3), pp. 191-201

L'annonce d'un cancer

Apprendre que l'on a un cancer est un moment pour le moins bouleversant, auquel le patient n'avait point été préparé. Il est de ce fait accompagné d'émotions très intenses. S'agissant d'un évènement intime, chacun réagit à sa manière, selon les circonstances, la personnalité, l'expérience, l'entourage.

A défaut de construire un modèle comportemental, nos entretiens de nature rétrospective avec des patients atteints de cancer nous ont permis d'identifier quelques grandes étapes émotionnelles et psychologiques, et qui semblent concerner tout le monde, quelles que soient les caractéristiques sociodémographiques – sexe, âge, milieu, catégorie socioprofessionnelle…

Il y a d'abord le choc émotionnel face à la nouvelle : lorsque le glas du cancer sonne, le ciel nous tombe littéralement sur la tête, car l'information semble tellement irréelle, si difficile à assimiler.

Le déni, ensuite : « Ai-je bien entendu ? », « Non, ce doit être une erreur ? ». « C'est peut-être autre chose que j'ai, docteur ? ». Instinctivement, on refuse d'accepter la réalité du diagnostic, et un mécanisme de défense naturel se met en place.

Le déni peut n'être que passager, comme l'ont souligné de nombreux auteurs, tels la psychiatre suisse Elisabeth Kübler-Ross[171]. C'est aussi l'impression que nous avons eue, car le déni ne peut raisonnablement s'inscrire dans la durée.

En Tunisie, où existe un système de santé à double vitesse, l'un public et l'autre privé, ce déni peut être l'occasion de remodeler, voire relancer un nouvel itinéraire thérapeutique.

---

[171] Kübler-Ross Elisabeth, *On Death and Dying*, Macmillan, New York, 1969

Les patients les plus fortunés auront alors recours à un médecin privé afin de vérifier un diagnostic établi dans une structure publique. La supériorité technique du secteur privé, pas toujours fondée, est une conviction dont on se débarrasse difficilement.

Une fois le diagnostic confirmé, lorsque le choc a été plus ou moins amorti, c'est la peur de l'inconnu qui s'installe. Le patient ne sait pas de quoi sera fait son quotidien : la douleur, la perte de l'intégrité physique, l'incapacité de travailler, de prendre soin des enfants, autant de questions que se pose l'individu. On cherche des réponses chez les proches, sur Internet.

En Tunisie, l'anxiété post-diagnostic est souvent aggravée par les croyances, l'ignorance, le poids du regard social, le manque de communication autour du cancer, voire les tabous qui nous empêchent d'en discuter librement avec les proches.

Faut-il le rappeler, le *saratan* est la maladie qu'on ne nomme pas, d'où le sous-titre du présent ouvrage. C'est probablement à ce niveau que la société civile, dont l'empathie n'est plus à démontrer, va jouer un rôle de premier plan, pour informer, soutenir, aider à aller de l'avant[172].

Et les associations du cancer sont nombreuses en Tunisie : ATAMCS (Association Tunisienne d'Assistance aux Malades du Cancer du Sein), AMC (Association des Malades du Cancer), Association Maram, ATCC (Association Tunisienne de Lutte contre le Cancer), ARCC (Association de Recherche Contre le Cancer), ATOP (Association Tunisienne d'Oncologie Pédiatrique)…

---

172 Association Tunisienne d'Assistance aux Malades du Cancer, *Rapport 2022*, ATAMCS, Tunis, 2023

Beaucoup de ces associations existaient d'ailleurs avant même l'explosion du tissu associatif consécutive à la Révolution du jasmin.

Après la peur, c'est souvent la colère, alimentée par un profond sentiment d'injustice, qui émerge : « Pourquoi moi ? ». Ce sentiment est exacerbé par les inégalités – très réelles – d'accès aux soins qui ont probablement jalonné le parcours du patient.

Car avant d'apprendre la terrible nouvelle, beaucoup de patients, notamment ceux issus de milieux défavorisé et rural, ont dû parcourir de grandes distances, faire la queue, affronter un personnel paramédical pas toujours accueillant, négocier avec l'administration médicale.

Autant d'étapes difficiles que d'autres auront contournées en recourant à un coûteux système de santé privé. Les frustrations sociales très concrètes se mêlent alors à ce subtil concept de « classe en soi, classe pour soi » développé par le philosophe allemand Karl Marx.

Une fois la réalité du diagnostic intégrée, un sentiment de tristesse profonde peut s'installer dans le long terme. Le patient ressent du désespoir, de la solitude, et se détache de ses centres d'intérêt habituel : le travail, les loisirs, les courses, le ménage, la pause-café, tout semble désormais vain. La vanité de l'Ecclésiaste[173] remonte alors depuis la nuit des temps : « Vanité des vanités, tout est vanité[174] ».

Avec le temps, si la tumeur n'est pas à un stade trop avancé, le patient survit et engage une longue phase d'acceptation. Non pas de résignation, car au contraire le patient se décide à affronter avec courage et détermination la maladie.

---

[173] L'Ecclésiaste ou le Qohélet (קהלת), « celui qui s'adresse à la foule ») est un livre de l'Ancien Testament, faisant partie des Ketouvim, présent dans tous les canons bibliques

[174] Le mot hébreu הבל (hevel) signifie littéralement « fumée, vapeur, buée, haleine, souffle léger »

L'accompagnement des proches, des associations, du personnel médical, jouent ici un rôle clé, et notamment lorsque la thérapie peine à porter ses fruits.

La mort annoncée : un paradoxe ?

L'annonce de la mort est délicate en milieu hospitalier. Dans un service de cancérologie, elle est pourtant une réalité, car le cancérologue dispose de suffisamment d'éléments objectifs pour annoncer avec une précision redoutable la date exacte du décès.

Notre longue observation des comportements du personnel médical et paramédical dans les services de cancérologie et de réanimation nous a amené à une conclusion simple : si le médecin traitant ne se prononce pas, ce n'est pas par manque d'informations, mais parce qu'il ne le désire pas.

D'où cette attitude qu'adopte le médecin tunisien, et qui consiste à n'annoncer la mort que lorsqu'elle est imminente, alors qu'il aurait pu le faire bien plus tôt.

C'est ce que souligne, dans un autre contexte géographique, l'écrivaine française Daniela Solovia-Horville : « En milieu médicalisé, l'annonce d'une mort est devenue délicate. Particulièrement difficile à assumer, elle est souvent repoussée le plus tard possible.

Des attitudes de prudence et d'évitement concourent à ce report qui découle aussi d'une certaine conception de la conscience professionnelle. Puisque la vocation du soignant consiste à protéger la vie, son zèle est attesté par toutes ses tentatives en ce sens et par ses réticences lorsqu'il lui faut renoncer[175] ».

---

175 Solovia-Horville Daniela, *Mort annoncée*, in Di Folco Philippe, *Dictionnaire de la mort*, Larousse, Paris, 2010, p. 704

Il s'agit d'éviter les manifestations émotionnelles excessives[176], certes. Mais le médecin sait aussi que les soins palliatifs ont du mal à prendre le relais au sein de l'hôpital tunisien.

Annoncer une mort proche reste encore possible si d'autres professionnels sont là pour assurer la continuité et conduire le patient condamné vers une fin de vie aussi douce que possible. Quid lorsqu'il y a un vide entre l'annonce de la mort et sa survenue ?

Et puis, ne l'oublions pas, le médecin tunisien craint aussi pour sa propre sécurité, car la violence hospitalière a explosé en Tunisie, et notamment depuis l'avènement de la Révolution du jasmin et les dérives de la démocratisation anarchique de la société[177].

---

[176] Glaser Barney et Strauss Anselm, *Awareness of dying*, Aldine Publishing Company, Chicago, 1965

[177] Depuis les années 2010, les faits divers regorgent d'épisodes malheureux dans lesquels le médecin qui annonce le décès d'un patient est victime de violences verbales, voire physiques

Quatrième partie
LA VICTOIRE ?

La victoire du survivant sur son cancer : quelle belle leçon de courage, de résilience et de renaissance. Oui, mais survivre au cancer, ce n'est pas seulement guérir physiquement.

Il faut réapprendre à vivre, parfois avec un corps meurtri, mais toujours avec une nouvelle perception de soi et du monde qui nous entoure.

Après le combat acharné contre la maladie, restent la peur, la douleur, l'incertitude face à la fragilité de l'existence.

Dans un contexte arabo-musulman, fut-il émancipé comme c'est le cas de la Tunisie, le cancer est encore perçu comme une épreuve imposée par Allah, et la guérison comme une sorte de purification, en tous les cas un moyen d'expier ses péchés et de renforcer sa foi.

Le Prophète Mohammed aurait dit : « Aucune fatigue, maladie, tristesse, blessure ou affliction n'atteint un musulman sans qu'Allah ne lui enlève une partie de ses péchés[178] ».

La victoire, quel que soit l'ennemi, est toujours source de joie. Mais face à la mort, l'épreuve relève désormais de la leçon de vie.

C'est ce que nous tenterons de vérifier dans cette dernière partie de notre réflexion sur le cancer. Guérir, revivre, se remettre en cause, se tourner vers les autres, ceux dont on ne soupçonnait même pas l'existence.

Assurément, l'annonce du médecin « *taghalabna ala al saratan*[179] » est loin d'être anodine.

---

[178] Boukhari, *Al Sahih* ; Muslim, *Al Sahih*

[179] Nous avons vaincu le cancer

Chapitre XII
GUERIR

Le médecin persan Avicenne avait posé le principe, simple mais invasif, de l'extirpation chirurgicale du cancer : « Le cancer est kinétique[180], croissant, nocif et possède des racines simulant les pattes de crabe marin et naissant au sein des organes…

Le cancer peut être réséqué lorsqu'il est de petite taille. Il peut guérir par l'exérèse radicale poussée qui englobe une collerette de ce qui entoure la tumeur et qui permet l'extirpation de tous les vaisseaux qui nourrissent cette tumeur, sans en laisser aucun reliquat[181] ».

La collerette de sécurité recommandée par Avicenne a été accueillie comme un véritable dogme par les médecins médiévaux occidentaux.

Elle favorisera d'ailleurs le concept si populaire aujourd'hui encore de « chirurgie large », poussant parfois le chirurgien trop prudent à amputer bien au -delà de ce qui est nécessaire[182].

La chirurgie

Partant du principe « *ad extremos morbos, extrema remedia* », on considère que supprimer tous les tissus tuméfiés permet de sauver le patient. Avicenne avait d'ailleurs décrit le premier traitement chirurgical du

---

[180] Au sens de mobile, capable de métastaser

[181] Ibn Sina, *Kitab al Qanûn fi al Tibb*

[182] Bouhdiba Sofiane, *La chair et la scie. L'Amputation, de la préhistoire à nos jours*, L'Harmattan, Paris, 2022

cancer, soulignant que l'exérèse se devait d'être radicale et que tous les tissus malades devaient être retirés[183].

Le médecin persan recommandait même l'ablation des veines irriguant la tumeur, ce qui nécessitait une grande dextérité de la part du chirurgien.

Le médecin andalou Albucassis n'était pas moins prudent lorsqu'il conseillait : « Après avoir évacué complètement le contenu, on doit disséquer l'enveloppe tumorale et en faire rigoureusement l'extirpation totale, car si on laisse même un petit fragment de cette enveloppe, il peut être à l'origine d'une récidive tumorale[184] ».

De fait, le retrait total ou partiel d'un organe s'inscrit comme une sorte de dernier recours dans l'itinéraire thérapeutique anti-cancéreux[185]. Les cancers représentent aujourd'hui des causes majeures d'amputation dans le monde[186].

L'amputation n'a toutefois pas toujours été un acte salvateur, comme le soulignent de nombreux praticiens. Le chirurgien rouennais Guillaume de Houppeville est ainsi bien pessimiste lorsqu'il écrit : « Quand j'ai pensé à l'exécuter, je suis demeuré en suspens par l'horreur que m'inspirait l'excès de la douleur qu'elle devait causer, la perte de sang et enfin la crainte de récidive[187].

La crainte augmentait par la lecture de Galien et de Mercatus qui assurent que les cancers empirent après l'application du feu et après les avoir coupés.

---

[183] Ibn Sina, *Kitab al Qanûn fi al Tibb*

[184] Mestiri Said, *Abulcassis, grand maître de la chirurgie arabe*, Arcs éditions, Tunis, 1997, p. 112

[185] C'est l'argument avancé par le chirurgien pour convaincre son patient qu'il faut amputer

[186] André J. M., Paysan J., *Les amputés en chiffres : épidémiologie. Module de MPR et Appareillage*, Institut Régional de médecine physique et de Réadaptation, Nancy, avril 2006

[187] Comprendre ici la progression du cancer après l'ablation du sein

Bien plus, il me paraissait que Galien et une bonne partie de ceux qui concluaient à l'opération, ne le faisaient qu'après l'avoir traitée de hardie[188], et de quelques-uns comme s'ils voulussent se disculper, n'en conseillaient l'usage que pour les malades qui l'auraient demandé avec insistance[189] ».

Plus près de nous, le chirurgien français Pierre Joseph Desault nous rappelle que « L'amputation est une ressource extrême où les revers qu'on éprouve effacent souvent les succès qu'on obtient, où ces succès mêmes, toujours achetés à un prix terrible, nous imposent la loi de ne les tenter que lorsque tout autre secours a été épuisé, l'Art est ici presque toujours meurtrier, quand il veut trop devenir salutaire[190] ».

Le chirurgien britannique Joseph Lister, pourtant pionnier de l'antisepsie opératoire, constatait un taux de mortalité post-amputation de 45%. Même en mettant au point des solutions et des aérosols antiseptiques, il ne parvient pas à faire baisser ce taux à moins de 15%, même en cette fin de XIXème siècle.

Au cours de la grande guerre, les amputations connaissent une explosion, représentant 2% des actes de chirurgie de guerre, mais leur létalité parvient à être réduite à 8%.

Pendant les combats de la seconde guerre mondiale, 5.3% des interventions chirurgicales sont des amputations mais leur létalité tombe à 4.5%, avant de se stabiliser à 1.8% pendant la guerre du Vietnam[191]. Autrement dit, on

---

188 Car l'opération se faisait sans anesthésie

189 De Houppeville Guillaume, *La guérison du cancer au sein*, G. Behourt, Rouen, 1693, p. 35

190 Bichat Xavier, *Œuvres chirurgicales de P.J. Desault*, Devilliers, Paris, 1798

191 Callens Stéphane, *Amputations : un cycle de l'éthique médicale*, in *Éthique et économique*, 13 (1), 2016, p. 85

ampute plus souvent, mais les patients commencent à survivre.

Les amputés du cancer profiteront largement de cette douloureuse expérience de la chirurgie de guerre. Jusqu'au début du XXème siècle, certaines amputations, la mammectomie notamment, restent très dangereuses.

La mammectomie : une histoire douloureuse

Au début du XIXème siècle encore, le chirurgien allemand Théodore Billroth notait une mortalité opératoire de 18.5%, James Piaget l'estimant à 10%[192]. Billroth en conclut alors, suite à un calcul quelque peu laborieux, un taux de survie à 3 ans des femmes opérées de seulement 4.8%[193].

Les taux de récidive n'étaient guère plus encourageants, puisqu'ils étaient encore de l'ordre de 90% à la même époque[194]. Autant se demander si autant de risques et tant de douleurs en valaient la peine.

Face à de si effroyables statistiques, le chirurgien français Gilles le Vacher en est alors arrivé à s'interroger sur la nécessité d'amputer les femmes atteintes d'un cancer du sein : « Mais quel succès ont eu tant d'opérations ?

La plupart ont été suivies de nouveaux engorgements et de nouvelles tumeurs qui ont dégénéré en cancers ; suite non seulement funeste pour les malades mais encore désavantageuse pour l'opérateur.

---

192 Cosendey B.-A, *Histoire du traitement du cancer du sein, in Revue médicale de la Suisse romande*, 112 (2), pp. 179-184

193 Darmon Pierre, *Les cellules folles*, Plon, Paris, 1993, p. 214

194 Sakorafas Georges H., Safioleas M., *Breast cancer surgery : an historical narrative. Part III. From the sunset of XIXth to the dawn of the XXIst century*, in *European journal of cancer care*, 19 (2), 2010, pp. 145-166

Belle leçon pour les femmes et pour les jeunes chirurgiens ; celles-ci apprennent combien il est dangereux de placer mal sa confiance ; et ceux-ci, combien il est imprudent et téméraire de tout entreprendre et d'extirper les tumeurs des mamelles qui ne sont pas douloureuses.

Mais l'on dira peut-être qu'elles peuvent changer de caractère et dégénérer par la suite en cancer : il est vrai ; mais on doit prévenir ce fâcheux évènement plutôt par les secours ordinaires et par le régime convenable que par l'opération…

D'ailleurs, où est la nécessité d'extirper des tumeurs qui ne sont suivies ou accompagnées d'aucun accident, tant qu'elles restent indolentes, et qui restent dans le même état les vingt et trente années, et sont souvent toute la vie sans causer aucun désordre ni même aucune incommodité ?[195] ».

Le médecin français Paul Broca[196] écrit quant à lui : « Mais si, au lieu de courir après une guérison radicale, on se propose simplement d'améliorer la position des malades et de prolonger la vie, la question change entièrement de face, et le nombre de cas où les malades retirent un bénéfice réel de l'opération est assez considérable pour permettre d'établir en principe que le malade doit être opéré[197] ».

Le concept moderne des soins palliatifs est ainsi posé, le principe étant d'éviter l'acharnement thérapeutique si on sait que la patiente décèdera au bout de quelques années.

---

[195] Le Vacher Gilles, *Dissertation sur le cancer des mamelles,* Charnet, Bruxelles, 1740, p. 113, pp. 84-87

[196] Spécialiste de l'anatomie du cerveau, il est connu pour avoir découvert une région du cerveau associée au langage, appelée l'aire de Broca

[197] Broca Paul, *Traité des tumeurs*, Tome I, P. Asselin, Paris, 1866, p. 584

L'amputation du sein est une pratique ancienne, et nous l'avons souvent retrouvée dans la littérature. Saint Simon écrit par exemple : « Mme Bouchu, veuve du conseiller d'Etat et mère de la comtesse de Tessé… cachait un cancer depuis longtemps dont une seule femme de chambre avait la confidence.

Avec le même secret, elle mit de l'ordre à ses affaires, soupa en compagnie, se fit abattre le sein le lendemain de grand matin et ne laissa apprendre à sa famille ni à personne que quelques heures après l'opération, elle guérit parfaitement[198] ».

La grande question qui faisait débat entre les chirurgiens confrontés à un cancer du sein était de délimiter les zones à amputer. Autrefois, le cancer du sein se traitait au moyen d'un « geste large », c'est-à-dire que le praticien amputait « dans le vif », bien au-delà de la zone tuméfiée.

Henri de Mondeville, qui fut chirurgien de Philippe le Bel et Louis le Hutin, recommandait ainsi : « Aucun cancer ne guérit à moins d'être radicalement extirpé tout entier ; en effet, si peu qu'il en reste, la malignité augmente dans la racine, comme dit Sérapion, [199]et aussi Razès dans le livre des divisions[200] ».

Ambroise Paré confirme lui aussi cette nécessité de trancher dans le vif : « Si le chancre est petit et en partie qui puisse souffrir l'amputation, il faut trancher et oster tout ce qui est corrompu, voire en couper un peu davantage, à fin qu'il n'y demeure aucune portion de ce qui pourrait avoir esté espris de la nature du chancre[201] ».

---

[198] Saint-Simon, *Mémoires*, Gallimard, Paris, 1985

[199] Yahya ibn Sarafyun, médecin arabe chrétien du IXème

[200] De Mondeville Henri, *Chirurgie de maître Henri de Mondeville, composée de 1306 à 1320*, Félix Alcan, Paris, 1893, pp. 470-472

[201] Paré Ambroise, *Les œuvres d'Ambroise Paré, conseiller et premier chirurgien du roy. Le septième livre. Des tumeurs et contre nature en*

Son élève Barthélémy Cabrol n'hésitait d'ailleurs pas à amputer la plupart des muscles du thorax, y compris le grand pectoral[202].

Le consensus demeure au siècle suivant, comme le souligne le médecin de Montpellier Guillaume de Houppeville : « Coupe de la partie saine, même la chair, des muscles quelquefois ; et cette incision dans la partie saine, emporte toutes les racines, et vous dispense du cautère actuel, qui n'a été jugé que pour deux choses : l'une pour consumer les restes du cancer, et l'autre pour arrêter les pertes de sang[203] ».

Certains chirurgiens du XVIIIème siècle, tels Jean-Louis Petit, recommandaient même de couper la peau et la graisse qui environne le sein amputé[204].

Jusqu'au XIXème siècle, l'amputation est large, la hantise du chirurgien étant de laisser un infime morceau de tissu cancéreux dans le corps de la patiente, et donc de devoir sectionner à nouveau.

Le chirurgien Lorenz Heister écrit ainsi : « Il ne manque cependant pas d'exemples de malades, qui ont parfaitement guéri, à la suite de l'extirpation d'un cancer à la mamelle, dans laquelle on avait compris les glandes des aisselles endurcies[205] ».

---

général, chapitre XXXI, Cure du chancre par l'œuvre manuelle du chirurgien, Gabriel Buon, Paris, 1585, p. 287

202 De Lint J.-G., *Barthélemy Cabrol, chirurgien du XVIème siècle*, in *Bulletin de la société française d'histoire de la médecine*, 21 (1-2), Paris, 1927, pp. 169-180

203 De Houppeville Guillaume, *La guérison du cancer au sein*, G. Behourt, Rouen, 1693, pp. 206-207

204 Petit Jean-Louis, *Traité des maladies chirurgicales et des opérations qui leur conviennent*, Tome I Firmin Didot le jeune, Paris, 1774, p. 225

205 Heister Lorenz, *Institutions de chirurgie, où l'on traite dans un ordre clair et nouveau de tout ce qui a rapport à cet art*, tome III, section IV, chapitre CVII, Niel, Avignon, 1770, p. 178

Leister était également peu convaincu de l'utilité de la cautérisation, lui préférant l'usage de charpies pour ralentir les hémorragies : « Il n'est pas fort nécessaire, pour se rendre maître du sang, d'employer le cautère actuel, comme le croyaient les anciens ; il suffit pour l'ordinaire de remplir la plaie de beaucoup de charpie sèche, d'appliquer par-dessus quelques compresses épaisses et graduées, et de soutenir cet appareil avec une bande suffisamment longue[206] ».

Le chirurgien français Amand-Joseph Leroy confirme l'importance de l'exérèse ganglionnaire : « S'il existe un engorgement des ganglions axillaires, il faut les enlever, soit avec le bistouri, soit avec les ongles comme le veulent certains praticiens[207] ».

On peut imaginer que ce consensus sur une chirurgie large donnait souvent lieu à des excès, d'ailleurs régulièrement dénoncés par les médecins.

Le chirurgien militaire français J. B. A. Burdel écrit ainsi : « On a vu des chirurgiens qui s'étaient mépris sur l'étendue véritable du vice local, le poursuivre jusque dans ses limites, enlever avec la rugine, le ciseau, la gouge et le maillet, les portions des côtes et du sternum auquel le mal semblait se propager[208] ».

Dans un autre contexte, pendant la première guerre mondiale, les chirurgiens qui opèrent sur le front se permettent des excès, également régulièrement dénoncés par les praticiens de l'arrière.

---

[206] Heister Lorenz, *Institutions de chirurgie, où l'on traite dans un ordre clair et nouveau de tout ce qui a rapport à cet art*, tome III, section IV, chapitre CVII, Niel, Avignon, 1770, p. 180

[207] Leroy Amand-Joseph, *Dissertation sur le cancer des mamelles*, Thèse de doctorat de la faculté de médecine de Strasbourg, Strasbourg, 1829, p. 18

[208] Burdel J. B. A., *Essai sur le cancer des mamelles, Thèse de doctorat de la faculté de médecine de Paris*, Paris, 1802

Le chirurgien français Edouard Quénu, qui avait défini les grands principes de l'évacuation des blessés pendant la grande guerre, fustige ainsi « les chirurgiens qui extirpent tous les muscles, sectionnent ou résèquent la clavicule, voire l'omoplate, dissèquent le cou, fouillent les médiastins, désarticulent les bras et se croient autorisés à faire des opérations de trois à quatre heures[209] ».

A défaut d'une chirurgie large, les médecins de l'antiquité faisaient un usage abondant du feu pour détruire la moindre chair cancéreuse.

Aetius Amidenus, qui fut le médecin personnel de Justinien, recommandait ainsi : « Aece[210] coupait le sein pièce par pièce, y portant le feu à chaque incision : le premier feu, pour arrêter le sang, et le dernier pour consumer les restes du cancer[211] ».

On retrouve cette double fonction de la cautérisation jusqu'à la fin du XIXème siècle, le fer rouge permettant à la fois de cicatriser et de contrôler l'hémorragie d'une part, et de l'autre de détruire les tumeurs invisibles à l'œil nu.

Ces particules risquent de surcroît de passer inaperçues au milieu du sang, comme le souligne Guillaume de Houppevile : « Le sang qui coule peut brouiller l'opérateur, qui de cette manière, a bien de la peine à reconnaître les racines du cancer, si elles sont nombreuses, éparses et menues[212] ».

Aujourd'hui, la question de la « récidive » semble avoir été définitivement résolue, car les chirurgiens tunisiens

---

209 Darmon Pierre, *Les cellules folles*, Plon, Paris, 1993, p. 21

210 Autre nom de Aetius

211 De Houppeville Guillaume, *La guérison du cancer au sein*, G. Behourt, Rouen, 1693, pp. 206-207

212 De Houppeville Guillaume, *La guérison du cancer au sein*, G. Behourt, Rouen, 1693, pp. 206-207

demandent désormais une ou plusieurs biopsies[213] après l'amputation, afin de vérifier que la tumeur a bel et bien disparu.

L'autre particularité de l'amputation du sein était la grande douleur engendrée, d'autant plus que l'on considérait – à tort d'ailleurs – que les femmes étaient moins aptes à la supporter.

Le chirurgien Gilles le Vacher recommandait ainsi d'immobiliser la patiente, car l'opération est particulièrement douloureuse : « La situation qui nous a toujours paru la meilleure et aussi la plus commode, est de faire placer la malade dans une chaise étroite et élevée, dont le dos soit un peu renversé pour l'y assurer, si cela se peut par trois élèves en chirurgie, dans la crainte que ne se servant des amis ou des domestiques de la malade, il ne leur survienne quelque faiblesse qui les oblige de quitter, ce qui retarderait l'opération et embarrasserait l'opérateur[214] ».

Quant aux techniques chirurgicales, elles différaient quelque peu des autres amputations, qui consistaient simplement à sectionnel au couteau ou à la scie.

Le chirurgien français François Arcée avait ainsi développé une technique pour le moins atypique, qui consistait à « passer un fil au travers de la tumeur, pour en la tirant doucement, l'éloigner des chairs, dont on la sépare avec le scalpel[215] ».

Enfin, le chirurgien français Jules Germain Cloquet expérimente une bien étonnante amputation du sein sous « sommeil magnétique » d'une femme cancéreuse :

---

213 Prélèvement chirurgical d'un fragment de tissu, en vue d'un examen microscopique ou d'une analyse biochimique, ce qui permet de déceler une éventuelle anomalie post-opératoire

214 Le Vacher Gilles, *Dissertation sur le cancer des mamelles,* Charnet, Bruxelles, 1740, p. 113

215 De Houppeville Guillaume, *La guérison du cancer au sein*, G. Behourt, Rouen, 1693, pp. 206-207

« Pendant la durée de l'opération qui a été de dix à douze minutes... la malade a continué de s'entretenir tranquillement avec l'opérateur, et n'a pas donné le plus léger signe de sensibilité...

Chose digne d'observation, lorsque le chirurgien vint à laver la peau aux environs de la plaie avec une éponge imbibée d'eau, la malade manifesta des sensations semblables à celles produites par le chatouillement et dit à plusieurs fois avec hilarité : Eh, finissez, ne me chatouillez pas ![216] ».

Inutile de préciser que les grands chirurgiens de son époque ont mis en doute ces procédés, certes en accord avec la grande mode du magnétisme du XIXème siècle, mais si peu scientifiques.

Dominique-Jean Larrey, le grand champion de l'amputation d'urgence, est ainsi particulièrement sceptique : « Il a pratiqué les opérations les plus douloureuses, sans que le moindre signe de douleur pût être aperçu ; il pense qu'il ne faut pour cela qu'une volonté forte... il regrette vivement que son honorable confrère... se soit laissé induire en erreur par de pareilles jongleries[217] ».

La « chimio »

La « chimio » représente aujourd'hui la thérapie la plus couramment proposée pour traiter un cancer. Le protocole emploie des médicaments puissants qui circulent dans le sang et ciblent les cellules cancéreuses en vue de ralentir leur croissance, voire les détruire.

---

[216] Cloquet Jules, *Ablation d'un cancer du sein pendant un sommeil magnétique*, in *Archives générales de médecine*, Société de médecine, Béchet jeune, Paris, 1829, pp. 132-133

[217] Cloquet Jules, *Ablation d'un cancer du sein pendant un sommeil magnétique*, in *Archives générales de médecine*, Société de médecine, Béchet jeune, Paris, 1829, pp. 133-134

La chimiothérapie, qui peut être anti-infectieuse ou anti-cancéreuse[218], est dans tous les cas agressive, voire brutale. Elle affecte ainsi les cellules saines du corps, et notamment celles de la peau, les cheveux, la moelle osseuse et le système digestif, entraînant systématiquement des effets secondaires.

Le patient souffre ainsi de fatigue, nausées, vomissements, anémie, perte de cheveux… Il perd également son immunité, ce qui le surexpose à des risques d'infections.

Tout comme les femmes enceintes ou les personnes séropositives, le cancéreux en chimiothérapie est extrêmement vulnérable.

L'historien français Alain Contrepois décrit une tendance thérapeutique que nous n'avions pas décelée dans le contexte tunisien actuel, mais qui pourrait effectivement apparaître dans quelques années : « Cette vision semble cependant vouloir être contrebalancée par l'utilisation de ces nouvelles molécules extraites de plantes, se rapprochant ainsi d'une médecine « naturelle », plus « douce » et parfumée[219] ».

En Tunisie, les médecins prennent plutôt des mesures d'accompagnement : on réajuste les doses administrées, ou alors on propose des médicaments pour atténuer les effets secondaires. Pour maximiser son efficacité, la chimiothérapie est également souvent combinée avec d'autres formes de traitement, comme la chirurgie ou la radiothérapie.

Le pharmacien américain Michael Gerald nous rappelle d'ailleurs que la chimiothérapie est une thérapie née,

---

[218] Pourtant, dans l'imaginaire collectif, en Tunisie comme ailleurs, on considère que la chimiothérapie est exclusivement anti-cancéreuse

[219] Contrepois Alain, *Chimiothérapie*, in Lecourt Dominique, *Dictionnaire de la pensée médicale*, Presses Universitaires de France, Paris, 2004, p. 227

comme de nombreuses autres grandes avancées médicales, un peu par hasard : « L'histoire de la chimiothérapie anticancéreuse débuta le 12 juillet 1917, lorsque les troupes alliées furent bombardées vers Ypres, dans les Flandres, par des obus allemands répandant du gaz moutarde (ou moutarde au soufre).

Les brûlures de la peau, des yeux et des voies respiratoires attirèrent d'emblée l'attention. Il fallut attendre deux ans pour découvrir que le gaz moutarde diminuait le nombre de cellules sanguines blanches et détruisait les tissus lymphoïdes[220] ».

La réappropriation du protocole thérapeutique par la cancérologie est toutefois plus complexe. En fait, il faudra attendre l'avènement de la seconde guerre mondiale pour que les pharmacologistes américains Louis Goodman et Alfred Gilman étudient quasiment en direct les effets dévastateurs du gaz moutarde et ses dérivés, et constatent qu'ils réduisent le nombre de globules blancs.

Une longue série d'expériences secrètes menées avec succès finit par aboutir en 1943 sur la production à échelle industrielle des alkylants, médicaments puissants qui empêchent la division et la croissance des cellules cancéreuses, avec des effets secondaires plus ou moins maîtrisés.

Les premiers à être mis sur le marché sont Mustargen, Leukeran, Myleran, Cytoxan… A défaut d'être systématiquement efficaces, ils ouvrent la voie à la chimiothérapie. Avec le succès qu'on lui connait aujourd'hui.

---

[220] Gerald Michael, *Le beau livre des remèdes et des médicaments. Des plantes médicinales aux thérapies géniques*, Dunod, Paris, 2014, p. 220 ; voir également Contrepois Alain, *Chimiothérapie*, in Lecourt Dominique, *Dictionnaire de la pensée médicale*, Presses Universitaires de France, Paris, 2004, pp. 226-227

La radiothérapie

Contrairement à la chimiothérapie, la radiothérapie est un traitement local, qui cible directement un organe cancéreux, une fois qu'il a été localisé. La thérapie est tout autant brutale que le mal, car elle fragilise l'ensemble des tissus environnants.

Par ailleurs, les tissus irradiés se cicatrisent très mal et se prêtent moins à un acte chirurgical ultérieur. La principale difficulté de la radiothérapie consiste à établir le bon dosage : une irradiation trop faible ne pourrait pas éliminer complètement les métastases, tandis qu'une dose trop forte détruirait inutilement les tissus sains.

En Tunisie comme ailleurs, les patients traités ont tendance à croire que seules les cellules cancéreuses seraient détruites par les rayons X, comme si elles y étaient plus sensibles.

En réalité, nous explique le cancérologue français Maurice Tubiana, « Il n'y a pas de différence systématique entre la radiosensibilité des cellules saines et cancéreuses. L'efficacité plus grande de la radiothérapie sur les tumeurs que sur les tissus sains est liée à la capacité qu'ont les tissus sains d'accélérer considérablement le rythme de multiplication des cellules pour combler les vides causés par la mort des cellules lésées[221] ».

C'est d'ailleurs la raison pour laquelle les séances de radiothérapie sont espacées, afin de permettre, au terme d'un savant compromis, de régénérer les cellules saines tout en détruisant les tumeurs ciblées.

On est ainsi en accord avec la doxa médiévale du médecin-astrologue suisse Philippus Aureolus Theophrastus Bombastus von Hohenheim, plus connu

---

221 Tubiana Maurice, *Radiothérapie*, in Lecourt Dominique, *Dictionnaire de la pensée médicale*, Presses Universitaires de France, Paris, 2004, p. 943

sous le nom de Paracelse : « Tout est poison, rien n'est poison : c'est la dose qui fait le poison ».

La peur de la technologie

Le médecin tunisien Mohamed Faouzi Ben Slimane, chef du service de biophysique et de médecine nucléaire de l'Institut Salah Azaïez de Tunis et responsable du Centre national de radioprotection souligne cette peur quasi ancestrale qu'a le patient tunisien de la médecine nucléaire : « Les applications nucléaires dans la médecine font peur aux gens…

Des campagnes d'information du public sont régulièrement menées pour combattre l'ignorance et sensibiliser le plus grand nombre aux avantages et à l'efficacité de la technologie des rayonnements dans le traitement du cancer[222] ».

De fait, le service de médecine nucléaire ne doit pas seulement veiller à la précision des doses de rayonnements délivrées pour les traitements des patients cancéreux[223], il doit surtout lutter contre les inhibitions de toutes sortes.

Car si les patients instruits et vivant dans les villes acceptent assez facilement les nouvelles technologies nucléaires, en revanche les patients qui arrivent des campagnes sont bien peu rassurés face à l'impressionnant appareil de tomographie d'émission monophotonique de l'Institut Salah Azaiez.

D'autant plus que, après les séries de séances nucléaires, le patient doit être isolé, afin d'éviter d'irradier

---

[222] Dixit Aabha, *La lutte contre le cancer en Tunisie : changer les perceptions et améliorer l'accès aux soins,* in *International Atomic Energy Agency Bulletin,* IAEA, Vienne, Septembre 2016, p. 6

[223] Des experts de l'Agence Internationale de l'Energie Atomique forment régulièrement les radio pharmaciens et les physiciens médicaux de l'Institut Azaiez en vue de la sécurité de l'utilisation de la médecine et du matériel radiologiques

ses proches. Par ailleurs, il existe en Tunisie une appréhension face aux examens de type radiographie, du fait des émissions radioactives.

Chapitre XIII
REVIVRE

Dans son chef d'œuvre *Le pavillon des cancéreux*, Alexandre Soljenitsyne montre que finalement, face à la mort, les malades sont d'abord préoccupés par une question fondamentale : « Qu'est-ce qui fait vivre les hommes ? ».

L'engagement intellectuel de l'écrivain russe lui permettra de s'émanciper, et surtout l'aidera à guérir de son cancer des testicules, pour sortir finalement vivant de l'hôpital du goulag dans lequel il était traité en 1954. Une véritable renaissance, qui stimulera l'écrivain et marquera durablement son œuvre[224].

Dans cette subtile dialectique du panvitalisme (tout est vie) et du panthanatisme (tout est voué à la mort), si chère à l'anthropologue français Louis-Vincent Thomas[225], essayons de voir dans quelle mesure la confrontation au cancer en Tunisie pourrait être considérée comme un nouveau départ dans la vie pour le survivant, mais également pour les proches.

Car, comme en témoigne l'écrivain français Marc Bernard après l'agonie de son épouse morte d'un cancer de l'œil, « Ce n'est pas la mort qui nous étonne soudain ; c'est la vie qui nous semble l'exception, le miracle[226] ».

---

[224] Hœrni Bernard, *Cancer et littérature*, in *Histoire des sciences médicales*, tome L, n°2, 2016, p. 200

[225] Thomas Louis-Vincent, *Les chairs de la mort. Corps, mort, Afrique, Les empêcheurs de penser en rond*, Paris, 2000, p. 35

[226] Bernard Marc, *La mort de la bien-aimée*, Gallimard, paris, 1972

Une victoire sur la mort

La rémission totale du cancer est une étape majeure dans la vie d'un patient. C'est une véritable victoire sur la mort. Chez les patients que nous avons eu l'occasion d'interroger, la rémission s'inscrit même comme le point de départ d'une vision beaucoup plus optimiste de la vie.

Certains en viennent naturellement à s'interroger sur ce qui leur a permis de vaincre la maladie. Un retour sur soi, souvent vécu comme une aventure intérieure.

La guérison d'un cancer ne marque toutefois guère la fin du combat contre la maladie. Après la rémission, se posent encore de nouveaux défis qui, au même titre que les précédents, se distinguent par une absence totale d'expérience.

Le survivant doit notamment se réapproprier la place qu'il occupait auparavant, et notamment sur les plans familial et professionnel.

Il y a d'abord un suivi médical. Car la rémission ne signifie pas que le patient est totalement et définitivement à l'abri d'une récidive. Il est important de continuer à consulter le médecin afin de détecter rapidement tout signe de rechute. A long terme, il faut aussi vérifier qu'il n'y a pas d'effets secondaires des traitements.

De ce point de vue, les protocoles de suivi sont clairement identifiés en Tunisie. L'Institut Salah Azaïez, les hôpitaux régionaux et les cliniques privées proposent une large gamme de services de suivi en oncologie : bilans, examens biologiques, imagerie médicale, consultations avec des spécialistes…

Par ailleurs, le patient doit progressivement surmonter, voire accepter les effets chroniques de la maladie et des thérapies, et notamment la fatigue, qui peut persister plusieurs mois après la fin des traitements.

Les douleurs, notamment neuropathiques, peuvent persister, et nécessiter de changer ses habitudes de vie, ou de consulter un médecin, un kinésithérapeute ou un phytothérapeute[227]. Les cancers hormonodépendants, tels que le cancer du sein ou de la prostate, peuvent provoquer des troubles hormonaux bien après la rémission.

Enfin, des problèmes digestifs et nutritionnels peuvent nécessiter une brutale adaptation des modes alimentaires, afin d'éviter les carences et conserver une bonne qualité de vie.

Après avoir été confronté au pire, le patient devient plus raisonnable dans ses choix alimentaires, ne fume plus, boit moins, consulte un diététicien alors même qu'il n'en avait jamais entendu parler auparavant.

La victoire sur des épreuves réputées mortelles permet également au patient d'affronter sereinement et avec une volonté et une force inattendues son addiction au tabac ou à l'alcool, ou simplement aux sucreries.

Dans tous les cas, l'exercice physique tant redouté par les Tunisiens est envisagé avec plus de condescendance à la suite d'une guérison du cancer.

Un éventuel retour au sport s'inscrit alors dans un modèle bien connu en Tunisie : un premier déclic pousse la grande majorité des enfants vers une activité sportive genrée – en Tunisie, les garçons pratiquent le karaté et les filles la danse classique – qui ne les conduira guère plus loin que la sortie de l'adolescence.

Le cancer, au même titre que le diabète, l'hypertension, une maladie cardiovasculaire, est ainsi une occasion unique pour un senior de reprendre le sport, sous une forme plus calme et moins institutionnalisée, quoique tout aussi efficace : la marche.

[227] En Tunisie, l'acupuncture reste marginale au sein des thérapies alternatives

Changer son quotidien, ne plus manger des *zlebia*[228] hyper sucrées, faire une marche quotidienne de trente minutes, autant de défis qui sont relevés plus ou moins laborieusement par tout survivant au cancer. Avec des effets bénéfiques à plus ou moins long terme.

Là où le bât blesse dans l'après-cancer, c'est au niveau du suivi psychologique. Car aucune stratégie de type push, encore moins de type pull, n'est mise en place pour encadrer les patients ayant vaincu leur cancer.

Quelques actions sporadiques sont bien mises en place par des associations, telles que l'Association Tunisienne d'Assistance aux Malades du Cancer (ATAM), qui organise des groupes de parole pour aider les patients à exprimer leurs émotions et partager leurs expériences.

Mais reconnaissons-le, rien n'est véritablement fait pour aider un survivant du cancer à gérer seul et avec sérénité son stress post-cancéreux. Les groupes de parole, l'hypnothérapie, la thérapie cognitive comportementale, qui sont de plus en plus mis en œuvre ailleurs, restent encore méconnus en Tunisie.

Peut-être que la survie en elle-même est considérée comme largement suffisante, reléguant au second plan toute activité psychologique. Ce peu d'intérêt pour l'accompagnement psychologique peut également s'expliquer par le rôle sublimé que joue la famille dans le processus de réadaptation.

Car même si le mythe de la grande famille maghrébine s'est effrité depuis belle lurette, victime de l'émergence de l'individualisme, du prolétariat, des réseaux sociaux, la famille est toujours présente. La solidarité parentale joue encore à plein pour permettre à un survivant du cancer de gérer ses émotions et de se réapproprier l'espace familial.

La réintégration de l'espace professionnel se fera plus difficilement. Mais elle se fera quand même. Certains

---

[228] Confiserie traditionnelle à base de farine et de sucre

employeurs proposent des aménagements d'horaires pour faciliter la réinsertion des patients guéris, mais ces pratiques restent limitées et peu encadrées.

Aucun texte de loi ne prévoit aujourd'hui un protocole spécifique concernant les travailleurs malades du cancer, si ce n'est quelques directives générales.

Certes, la Loi tunisienne prévoit qu'une indemnité journalière doit être servie à partir du sixième jour d'arrêt de maladie, et dans la limite de 180 jours.

En cas de longue maladie ou d'hospitalisation, le délai de carence est supprimé et, après accord de la commission médicale de la Caisse Nationale d'Assurance Maladie (CNAM), l'indemnité peut être versée au-delà des 180 jours.

Une industrie du revivre

Le cancer, c'est aussi un espace où s'échange une offre et une demande de soins spécifiques. Le marché des prothèses médicales pour les patients atteints de cancer en Tunisie connaît une expansion rapide, avec une croissance annuelle de 10%, portée par une explosion de l'incidence du cancer et une augmentation de la survie des patients.

L'amélioration des technologies médicales ouvre ainsi de grandes opportunités en matière de recherche et développement et de fabrication en 3D.

Les prothèses sont plus spécifiquement adaptées à certains cancers, comme le cancer du sein (3000 nouveaux cas par an), les cancers ORL et maxillo-faciaux (1500 cas annuels), ainsi que les cancers osseux et des tissus mous (plus de 500 cas annuels).

A ces pathologies, il faudrait rajouter les sarcomes et les cancers nécessitant des amputations. Avec plus de 4000 unités vendues par an, c'est le marché des prothèses mammaires qui connait la plus forte croissance.

Les prothèses mammaires externes en silicone médical sont proposées à des prix variant entre 300 et 800[229] dinars tunisiens, selon la marque et la qualité. Un implant mammaire coûte entre 2500 et 4500 dinars[230]. La grande majorité des prothèses est importée, essentiellement de France, d'Allemagne et d'Italie.

On peut estimer que le marché des prothèses mammaires en Tunisie est de 1.5 à 2 millions de dinars par an[231]. Le prix moyen d'une reconstruction mammaire avec implants varie ainsi entre 5000 et 10000 dinars tunisiens[232].

Chaque année, environ 1200 à 1500 patientes subissent avec succès une reconstruction chirurgicale suite à une mastectomie.

Les coûts de ces produits et services sont bien élevés si l'on tient compte du pouvoir d'achat en Tunisie. Par ailleurs, la prise en charge par la Caisse Nationale d'Assurance Maladie (CNAM) reste limitée à quelques interventions dans les structures publiques, ce qui pousse la moitié des patientes à opter pour la pose d'une prothèse externe.

La chirurgie réparatrice séduit toutefois une clientèle étrangère aisée, et participe au développement du tourisme médical en Tunisie.

Le marché des prothèses maxillo-faciales connaît également une demande croissante. Comme nous l'avions souligné supra, l'incidence des cancers ORL et maxillo-faciaux est d'environ 1500 par an, et environ un tiers des cas nécessitent une prothèse faciale post-chirurgicale.

---

[229] 90€ à 230€, au cours moyen de l'année 2024

[230] 735€ à 1 320€

[231] 440 000€ à 590 000€

[232] 1 470€ à 2 940€

Le coût de ces prothèses varie entre 4000 et 15000 dinars tunisiens[233], le marché étant globalement estimé à 4 millions de dinars[234] par an. La plupart des prothèses maxillo-faciales sont importées, même si leur impression en 3D pourrait être réalisée localement dans les années à venir.

Les cancers osseux et les sarcomes nécessitent quant à eux des interventions plus lourdes, et les chirurgiens, privés pour la plupart, réalisent chaque année avec succès la pose d'un millier de prothèses orthopédiques.

Les coûts sont élevés, allant de 10000 à 25000 dinars[235] selon la nature et la complexité de l'intervention.

Le marché total des prothèses orthopédiques liées au cancer est ainsi estimé à une dizaine de millions de dinars[236] par an, et la majorité des prothèses sont importées de France et d'Allemagne.

Cela n'exclut point l'existence de produits de contrefaçon ou de mauvaise qualité, et la jeune Agence Nationale du Médicament a aujourd'hui fort à faire pour éviter que le marché soit inondé de prothèses non conformes aux normes sanitaires, et notamment en provenance d'Asie du sud-est .

Et les proches ?

Les Tunisiens, quel que soit leur âge ou leur condition, vivent généralement en communauté. « *Hlou ou mor, itaada el amor*[237] » a-t-on coutume de dire dans les foyers. Et de fait, la réaction des proches face à la survie d'un malade atteint de cancer en Tunisie est complexe et

233 1 180€ à 4 400 €
234 1.2 millions d'euros
235 2 940€ à 7 350€
236 Quasiment 3 millions d'euros
237 La vie s'écoule avec ses bons et ses mauvais côtés

marquée par plusieurs étapes émotionnelles, qu'il conviendrait de décrypter.

Bien sûr, le soulagement et la joie dominent dès lors que les médecins confirment la rémission. La période post-cancéreuse connait toutefois de nouvelles préoccupations, tant sur le plan médical que social, psychologique, économique, voire religieux.

L'expérience du cancer, la victoire sur une mort que l'on pensait certaine, transforme non seulement le patient survivant, mais aussi son entourage, qui doit s'adapter à une nouvelle réalité. Et à de nouvelles manières d'envisager l'avenir.

La dimension religieuse reste bien présente, elle joue d'ailleurs un rôle de premier plan dans cette culture de survie. La grande majorité des proches, mêmes s'ils sont peu pratiquants, voire athées, considèrent ainsi la guérison comme une bénédiction plus ou moins divine.

D'ailleurs, les familles de survivants organisent souvent des repas de célébration ou effectuent des actes de charité en guise de remerciement, comme des dons aux mosquées, aux nécessiteux ou à des associations caritatives.

Au-delà de la joie immédiate, la hantise de la récidive persiste. Les proches restent attentifs aux suivis médicaux et à tout signe suspect pouvant annoncer un retour des tumeurs.

Cette vigilance peut générer de l'anxiété, notamment chez les conjoints et les parents, une attitude de surprotection pouvant être à l'origine d'une perte d'autonomie, voire une infantilisation des survivants.

« *Was mich nicht umbringt, macht mich stärker*[238] » affirmait le philosophe allemand Friedrich Nietzsche. Et de fait, beaucoup de couples sortent renforcés de l'épreuve.

---

238 Ce qui ne me tue pas me rend plus fort

D'autres en revanche sont confrontés à des tensions tellement fortes que l'union finit par aboutir à un divorce. C'est le cas de nombreuses femmes survivantes d'un cancer du sein, dont le couple ne survit pas à une mammectomie.

Beaucoup de proches, touchés par cette douloureuse expérience, décident spontanément de s'engager dans des actions de sensibilisation ou de soutien aux malades du cancer.

On observe ainsi une participation active des familles de survivants du cancer dans des associations et des campagnes comme Octobre Rose pour le cancer du sein.

Certaines personnes deviennent bénévoles dans des structures d'accompagnement, tandis que d'autres partagent leur expérience pour aider ceux qui traversent la même épreuve.

La littérature

La littérature abonde de récits de vie poignants dans lesquels des hommes de lettre révèlent leur perception de la maladie qui les a emportés ou, dans quelques cas à laquelle ils ont survécu.

Le cancérologue français Bernard Hœrni écrit ainsi à propos du cancer qui emporte le philosophe écossais David Hume à l'âge de 65 ans, en 1776 : « Des ennuis de santé qui persistent et s'aggravent déroutent plusieurs médecins dont aucun ne l'examine. Divers remèdes, notamment diététiques, une cure thermale, sont sans effet.

C'est finalement un chirurgien rencontré par hasard qui l'examine et lui découvre un gros foie probablement métastatique.

Alors qu'il s'estime capable d'entendre la vérité, le philosophe s'étonne et même se scandalise de ne pas être clairement informé par les praticiens. Une situation qui n'a rien d'exceptionnel, aujourd'hui encore[239] ».

Toute autre est la stratégie du dramaturge hongrois Frigyes Karinthy face à la tumeur au cerveau qui le touche en 1936[240]. Afin de retarder l'établissement du diagnostic, il évite les « bons médecins » et consulte ceux qui lui disent « exactement ce que je voulais leur faire dire », ce qui est alors une occasion d'étaler leurs contradictions.

Une manière inédite d'atténuer le choc face à la nouvelle, en canalisant les tensions vers le corps médical ? L'homme de lettre s'attache également à éviter la révélation de sa maladie, et se sent coupable, honteux et « prisonnier dans la cellule des condamnés de Sing Sing[241] ».

Autant de réactions tout à fait humaines que l'on retrouvera aujourd'hui dans le contexte tunisien.

---

[239] Hœrni Bernard, *Cancer et littérature*, in *Histoire des sciences médicales*, tome L, n°2, 2016, pp. 199-200

[240] Un jour de 1936, alors qu'il est attablé au Café Central, il entend démarrer un train. Il n'y a pas de gare aux environs, c'est le premier symptôme de sa tumeur au cerveau

[241] Karinthy Frigyes, *Voyage autour de mon crâne*, V. Hamy, Paris, 1990

Chapitre XIV
LE CORPS MALMENE

Le cancer est un mal qui ronge de l'intérieur, d'une manière discrète, silencieuse, sournoise. C'est cette similitude avec le crabe armé de ses terribles pinces qui a d'ailleurs été à l'origine du mot désignant la maladie.

Au point que des personnes se rendent compte aujourd'hui qu'elles vivaient depuis plusieurs années avec un cancer sans même le savoir.

Pourtant, au-delà des aspects purement cliniques, le cancer transforme le corps, ce qui n'est pas sans conséquences majeures.

Le cancérologue français Bernard Hœrni tente toutefois d'attirer notre attention sur le fait que « Dans la majorité des cas, ce corps a déjà été transformé par l'âge, puisque plus de la moitié des cancers surviennent après 65 ans. Un corps de 65 ans n'est plus le même qu'un corps de 20 ou 25 ans[242] ».

Certes, mais on peut se demander si cela ne contribue pas au contraire à favoriser l'acceptation des transformations brutales induites par la maladie, puisque l'individu aura progressivement été habitué à des modifications tant internes qu'externes de son corps.

Dans tous les cas, la bonne compréhension de la manière dont le patient perçoit les changements, qu'ils soient visibles ou non, de son propre corps est fondamentale, car elle peut aider le médecin à orienter les thérapies.

---

242 Hœrni Bernard, *Cancer*, in Marzano Michela, *Dictionnaire du corps*, Presses Universitaires de France, Paris, 2007, p. 160

Transformations dues à la maladie

En fait, bien souvent un même comportement peut favoriser doublement une modification du corps. C'est le cas par exemple de l'exposition excessive au soleil qui, en même temps qu'elle est un risque de survenue du cancer de la peau, flétrit prématurément la peau.

De même, le tabagisme, qui accroit les risques de cancer du poumon, accélère les effets visibles de vieillissement sur la peau.

Le cancer modifie le corps humain de plusieurs manières, qui peuvent être plus ou moins visibles. D'abord, comme toute pathologie grave, le cancer entraîne un amaigrissement général.

Cette transformation est d'autant plus problématique que, dans la culture tunisienne, l'embonpoint est perçu comme un signe évident de bonne santé, comme en atteste l'expression populaire « *kseb sahtou*[243] ».

De ce point de vue, une personne trop maigre est systématiquement considérée comme en mauvaise santé. La pâleur est un autre signe visible du cancer, de même que l'apparition d'ecchymoses, signes du défaut de coagulation.

Il y a aussi les transformations anatomiques, plus visibles. D'ailleurs, le mot tumeur, que l'on doit à Galien, est à l'origine du terme tuméfaction[244], qui exprime l'augmentation de volume.

Le cancer est ainsi un gonflement, qui malmène le corps à plus d'un titre : « Ce peut être une bosse, une boule, une saillie, un renflement ou une tache qui s'étend sur la peau.

Ce peut être aussi une lésion qui détruit, qui ulcère, qui creuse. Une telle plaie était autrefois aggravée par une

---

[243] Il a atteint la santé, au sens de « il est gras, donc bien portant »

[244] Du latin *tumere* (être gonflé, enflé) et *facere* (faire)

surinfection à l'origine d'odeurs fétides que l'on ne savait pas désinfecter, par exemple pour le cancer du sein d'Anne d'Autriche au XVIIème siècle, ou celui du cou, au début du XXème siècle, d'Huysmans[245] ».

Parfois, le cancer rétracte les tissus, déforme un os ou la paroi d'un vaisseau, occasionnant des hémorragies, qui sont autant de signes visibles, voire olfactifs, de la maladie.

La tumeur peut également comprimer une veine, créant un œdème, ce qui est à l'origine d'un gonflement de la main, du bras, des pieds, du cou, parfois même de la tête.

Le cancer peut également être visible à travers les difficultés de respirer, de parler, de manger, de marcher, d'uriner. Cela peut être à l'origine d'un changement bien perceptible de l'activité corporelle, comme le souligne le cancérologue français Bernard Hœrni : « Tous ces traitements retentissent, un moment ou longtemps, sur différentes activités corporelles.

L'alimentation est perturbée par un manque d'appétit, des nausées et vomissements, un défaut de salive, des perversions du goût induites par les effets biologiques de la tumeur ou par le traitement. Les mouvements sont entravés par une faiblesse générale[246].

La voix est touchée par une atteinte des fonctions phonatoires, des lèvres aux cordes vocales, en passant par une bouche et une langue irritées ».

La sexualité, qui se prolonge à des âges de plus en plus avancés, peut également modifier les comportements corporels, à travers une atteinte des muqueuses, une impuissance, une fatigue persistante, une stérilité, une apparence repoussante des organes sexuels…

---

[245] Hœrni Bernard, *Cancer*, in Marzano Michela, *Dictionnaire du corps*, Presses Universitaires de France, Paris, 2007, p. 160

[246] Hœrni Bernard, *Cancer*, in Marzano Michela, *Dictionnaire du corps*, Presses Universitaires de France, Paris, 2007, p. 162

Dans certains cas, les modifications corporelles induites par le cancer peuvent même, nous l'avions précisé supra, altérer gravement les relations familiales, allant même jusqu'à des ruptures, telles que des divorces ou des exclusions du foyer paternel.

Etonnamment, nous avons surtout observé en Tunisie des cas de resserrement de liens entre les membres d'une même famille lorsque l'un d'eux subit de graves modifications corporelles suite à un cancer.

La maladie apparait ainsi comme une sorte d'épreuve – divine ? – qui renforce les liens lorsqu'ils ne sont pas fondés sur des aspects purement physiques ou matériels. On peut avancer l'hypothèse que l'âge joue, à travers la durée des relations, un rôle majeur dans l'acceptation de l'autre.

La radiothérapie est une cause d'inflammations plus ou moins superficielles, qui ne sont le plus souvent que temporaires. Elle a des effets plus visibles sur les muqueuses, puisqu'elle assèche la bouche et les voies génitales. La radiothérapie épile également les zones de peau irradiées.

La chimiothérapie quant à elles, a des effets plus brutaux, et en particulier une chute des cheveux. Elle est également la cause de stries bien visibles sur les ongles. La chirurgie peut aussi laisser des cicatrices sur la peau, que l'on peut plus ou moins dissimuler. L'amputation est bien plus complexe à gérer pour le patient.

L'amputation

Lorsque les thérapies ne produisent pas d'effet, ou lorsqu'il est trop tard pour envisager de détruire les métastases, la chirurgie est la seule issue possible. Ce qui n'est certes pas sans danger.

Les craintes exprimées par le chirurgien andalou Albucassis vers l'an 1000 restent aujourd'hui d'actualité : « Je connais le cas d'un médecin ignorant qui a incisé une tumeur cancéreuse siégeant dans le cou d'une femme, il a lésé une artère du cou et a provoqué une hémorragie d'une telle abondance que la patiente est tombée raide morte entre ses mains…

J'ai vu un autre médecin inciser une tumeur cancéreuse et verruqueuse, la tumeur s'est hypertrophiée et s'est propagée rapidement jusqu'à entraîner la mort du patient, cela parce que la tumeur cancéreuse, si elle est parsemée de zones noires, ne doit pas être attaquée par le fer, sauf si elle est située sur un membre qui peut être totalement amputé[247] ».

Au-delà du danger réel lié à tout acte chirurgical, les infections ou les hémorragies par exemple, le philosophe allemand Emanuel Kant considérait l'amputation d'un organe cancéreux comme conforme à l'éthique, tandis que l'exo greffe d'une dent ou le don d'organe ne le seraient pas.

Le philosophe prussien invoquait ainsi le principe de conservation de soi : « Se priver d'une partie intégrante, d'un organe (se mutiler), par exemple donner ou vendre une de ses dents pour qu'elle aille orner les gencives d'un autre, ou se soumettre à la castration pour devenir un chanteur plus recherché[248], etc., c'est commettre un suicide partiel.

Mais il n'en est pas de même de l'amputation d'un membre gangréné, ou qui menace de le devenir et met la vie en danger. On ne peut considérer non plus comme un

---

[247] Abou el Kacem Khalef ibn Abbes al Zahraoui, *Kitab al tasrif li man aajaza an al taalif.* Voir également, Mestiri Said, *Abulcassis, grand maître de la chirurgie arabe*, Arcs éditions, Tunis, 1997, p. 90

[248] Les castrats subissaient la castration avant leur puberté, dans le but de conserver le registre aigu de leur voix enfantine, devenant ainsi des sopranos exceptionnels

crime envers sa propre personne l'action de couper quelque partie du corps qui n'est point un organe, comme les cheveux par exemple, quoique cette dernière action ne soit pas tout à fait innocente quand elle a pour but un gain extérieur[249] ».

Même si la chirurgie est moins mutilante aujourd'hui, le membre fantôme est un phénomène qui apparaît fréquemment à la suite d'une amputation, voire du simple arrachage d'une dent[250].

Il s'agit de l'illusion de la présence du membre amputé. L'expression avait été employée pour la première fois en 1871 par le neurologue américain Silar Weir Mitchell[251]. Cette hallucinose, que les cancérologues signalent souvent chez leurs patients amputés, s'accompagne souvent d'une douleur, mais finit par s'estomper progressivement.

Le phénomène est pourtant connu depuis le moyen âge, puisque le chirurgien Ambroise Paré avait décrit en 1545 le cas d'une vive douleur éprouvée par une personne amputée d'un membre à la suite d'une blessure par arme à feu[252].

Pragmatique, il avait alors émis l'hypothèse que cette douleur avait pour origine un mécanisme complexe de mémoire cérébrale[253].

A la fin du XVIIème siècle, le philosophe français Nicolas Malebranche fait souvent référence à

---

[249] Kant Emmanuel, *Métaphysique des Mœurs. Doctrine de la vertu*, Delbos, 1785, p. 78

[250] 80% des individus amputés déclarent ressentir cette sensation, et notamment les adultes

[251] Mitchell Silar Weir, *Phantom limbs*, in *Lippincott's Magazine of Popular Literature and Science*, volume 8, Philadelphie, 1871, pp. 563–569

[252] Paré Ambroise, *La Méthode de traicter les playes faites par les arquebuses et aultres bastons à feu*, 1545

[253] Keil G., *So-called initial description of phantom pain by Ambroise Paré*, in *Fortschritte der Medizin*, volume 108, n° 4, 1990, pp. 62-66

une « illusion des amputés », lorsqu'il théorise son concept d'étendue intelligible[254].

Plusieurs explications ont été avancées pour expliquer la persistance de douleurs malgré la disparition d'un membre amputé, et notamment lorsque le cancer s'est propagé trop profondément.

D'abord, les extrémités des nerfs du moignon pourraient continuer à envoyer des influx nerveux aux parties du cerveau correspondantes au membre avant son amputation, ce qui se traduit concrètement par des sensations de crampes, brûlures, chaud, froid, picotements, fourmillements, constrictions[255]...

Certains auteurs, tels que le psychologue canadien Ronald Melzack, lient les douleurs fantômes, non pas à la périphérie, mais directement au système nerveux central[256].

Le psychiatre américain Lawrence Coleman Kolb propose des explications de nature psychologique, et notamment le sentiment de culpabilité ou d'hostilité à la suite de la modification des relations entre l'amputé et son environnement.

Pour une mammectomie par exemple, le sentiment de perte d'attractivité sexuelle peut engendrer une douleur. Il propose alors une thérapie mettant en avant un syndrome de deuil, lié à la difficulté pour le patient amputé d'accepter la perte du membre disparu.

Le philosophe français Maurice Merleau-Ponty avait quant à lui fait une remarquable analyse du membre fantôme. Il le considère en fait comme le retour d'un

---

[254] Merleau-Ponty Maurice, *L'Union de l'âme et du corps chez Malebranche, Biran et Bergson*, Vrin, Paris, 1997, p. 55

[255] Djemni Hafida, *Amputation*, in *Dictionnaire de la mort*, Larousse, Paris, 2010, pp. 52-53

[256] Melzack Ronald, *Pain*, in *Wire cognitive sciences*, Octobre 2012

membre objectivement absent, que le patient ne voit pas[257].

Nos entretiens avec des patients amputés des suites d'un cancer nous ont ainsi amenés à constater que de nombreuses personnes n'imaginent pas véritablement le membre disparu ; ils ressentent plutôt sa présence via des sensations proprioceptives, c'est-à-dire relatives à la sensibilité du corps à lui-même.

Il est ainsi question de sensations de postures, de degré de tonus ou de contraction, de mouvements. Même si elles peuvent sembler extrêmement subjectives, de telles sensations agissent en synergie pour créer une véritable perception – et non pas une simple imagination – du membre amputé.

Le philosophe français Maurice Merleau-Ponty retient que le phénomène du membre fantôme ne s'appuie, ni sur une explication purement physiologique, ni purement psychologique.

D'une part, le membre fantôme est défini en fonction de l'histoire du malade, puisqu'il garde le plus souvent la position qu'il occupait au moment du traumatisme.

La douleur dans le fantôme ressurgit notamment lorsque le patient est confronté à des circonstances qui rappellent celles du diagnostic brutal du cancer et fluctue en relation avec ses sentiments, son consentement ou son refus face à sa déficience[258].

D'ailleurs, le membre fantôme tend à disparaître dès lors que le patient accepte son état fait son deuil de l'organe amputé.

D'un autre côté, le phénomène n'est pas non plus de nature purement psychologique, puisque la section des

---

[257] Merleau-Ponty Maurice, *Phénoménologie de la perception*, Gallimard, Paris, 1945, p. 91

[258] Bouhdiba Sofiane, *La chair et la scie. L'Amputation, de la préhistoire à nos jours*, L'Harmattan, Paris, 2022, p. 128

conducteurs sensitifs qui vont vers l'encéphale supprime le membre fantôme[259].

La psychologue suisse Chantal Junker-Tschopp relate à ce propos une bien intéressante expérience : « Mais comment offrir au corps son intégrité perdue ? En le trompant, en l'illusionnant grâce à la vision. La démarche utilisée vise l'annulation de cette illusion qu'est le membre fantôme, en la combattant par une autre illusion, une illusion spéculaire !

L'idée, d'une simplicité extrême, a été développée par deux Américains, le neurologue Vilayanur Ramachandran et le philosophe William Hirstein[260], en recourant à une « boîte à miroir » (« mirror box ») afin de créer un feedback visuel basé sur la symétrie du corps.

Le patient amputé est assis face à un miroir placé verticalement dans un plan para sagittal. En regardant dans le miroir, il perçoit le reflet de sa main ou de sa jambe intacte qu'il interprète comme étant sa main ou sa jambe amputée.

Si, en exécutant différents mouvements avec son membre valide (par exemple flexions et extensions des doigts, rotation du poignet,...), il s'imagine faire des mouvements symétriques avec son membre amputé, il peut alors réorganiser son homuncule sensoriel, en réallouant la zone du membre à celui-ci.

La restauration de cette association entre vision et somesthésie[261], alors même que cette association touche en

---

[259] Merleau-Ponty Maurice, *Phénoménologie de la perception*, Gallimard, Paris, 1945, pp. 90-98

[260] Ramachandran Vilayanur et Hirstein William, *The perception of phantom limbs: The D.O. Hebb lecture*, in *Brain n°*9, 1998, pp. 1603–1630

[261] La somesthésie, que l'on désigne parfois sous l'expression de sensibilité du corps, constitue un des systèmes sensoriels de l'organisme et un ensemble de différentes sensations (pression,

fait le membre valide, envoie au cerveau un message à nouveau cohérent entre les trois systèmes sensoriels impliqués : la vision, le toucher et la proprioception[262]. La situation d'incohérence liée à la présence d'un membre fantôme disparaît instantanément[263] ».

Stratégies

Dès l'apparition de signes plus ou moins visibles, des stratégies sont mises en place pour les masquer aux yeux des autres.

D'autant plus que, comme le souligne le cancérologue français Bernard Hœrni, « Ces réactions comptent d'autant plus que la personne touchée par un cancer conserve presque toujours sa lucidité – même s'il existe un retentissement émotionnel majeur, elle garde la possibilité d'observer, de réfléchir, d'essayer de comprendre, d'anticiper, y compris en amorçant un processus de deuil de la santé perdue, des organes blessés et de la vie menacée[264] ».

L'apparition des bouleversements corporels se faisant à des âges de plus en plus précoces, les malades redoublent d'efforts pour conserver un aspect « normal » après l'acte chirurgical.

---

chaleur, douleur...) qui peuvent provenir des différentes régions du corps (peau, tendons, articulations, viscères...)

[262] La proprioception, désignée parfois sous l'expression de « kinesthésie et statesthésie », ou plus simplement « sensibilité profonde », est la capacité d'une personne à percevoir la place qu'occupe son corps dans l'espace, sans avoir recours au sens de la vue

[263] Junker-Tschopp Chantal, *Corps amputé, corps appareillé : comment reconstruire et réinvestir ce corps malmené dans son unité ? Perspectives neuro-psychomotrices*, in *Psychomotricité*, Genève, 2012

[264] Hœrni Bernard, *Cancer*, in Marzano Michela, *Dictionnaire du corps*, Presses Universitaires de France, Paris, 2007, p. 160

La stratégie habituelle est de cacher ces défauts corporels induits par le cancer. La société tunisienne étant musulmane, le port d'un foulard permet aux femmes de cacher discrètement la perte des cheveux, l'apparition d'ecchymoses, le gonflement du cou…

Les hommes quant à eux, peuvent se laisser pousser la barbe, porter une casquette. Plus rarement, c'est la stratégie inverse qui est mise en place, lorsque les mendiants tentent d'apitoyer les passants en dévoilant les traces laissées par le cancer.

CONCLUSION

Au-delà de l'aspect épidémiologique, que retenir de ces quelques réflexions sur le cancer en Tunisie ? D'abord, la maladie ne se limite point à une question médicale.

La maladie que l'on a tant de mal à désigner par son nom, que l'on personnifie par un horrible crabe, s'inscrit comme un véritable phénomène sociologique qui reflète de profondes inégalités sociales, des croyances culturelles et religieuses, et finalement une mise à nu de l'individu face à la mort.

Aujourd'hui, l'heure n'est plus à la réflexion, l'explosion du nombre de cas confronte désormais la société tunisienne vieillissante à des défis multiples qui nécessitent des solutions innovantes et durables, faisant largement appel aux nouvelles technologies.

Car le cancer n'est ni la peste ni le choléra, il ne va probablement pas disparaître, même à long terme. On ne peut être que pessimistes de ce point de vue, d'autant plus que les immenses perspectives ouvertes par l'Intelligence Artificielle risquent de se concentrer sur quelques franges limitées de la population tunisoise.

Tout d'abord, nous avons largement eu l'occasion de le souligner tout au long de l'ouvrage, le cancer révèle de grandes inégalités d'accès aux soins.

Si les grandes villes disposent d'infrastructures hospitalières relativement bien équipées, en revanche les régions intérieures souffrent d'un manque flagrant de matériel et de spécialistes. D'infrastructures routières, surtout.

Les délais d'attente pour les consultations et les traitements compromettent les chances de guérison des patients ruraux, pauvres, peu éduqués, insuffisamment ancrés à la culture de l'Intelligence Artificielle. Assurément, les Tunisiens ne sont pas égaux face au cancer.

Par ailleurs, les représentations culturelles et religieuses de la maladie creusent les écarts, puisque les itinéraires thérapeutiques diffèrent entre les individus, avec des résultats qui font la différence entre ceux qui succombent, ceux qui survivent.

Avec toujours ct entre-deux, la masse silencieuse de ceux qui s'en sont sortis, mais au prix d'une chirurgie aussi destructrice que réparatrice.

Dans tous les cas, quoiqu'on en dise, dans une Tunisie moderne à sa manière, c'est la famille qui reste le principal soutien économique et moral du patient.

Le personnel médical et paramédical joue bien sûr un rôle de premier plan dans la lutte contre le cancer, dans des conditions qui frisent bien souvent l'indécence.

Car les carcinologues tunisiens ne sont pas tous des médecins riches et reconnus, soignant des patients encore plus riches dans les luxueuses cliniques du Lac[265].

Nous en avons rencontrés dans les hôpitaux régionaux du sud du pays, véritables héros des temps modernes, qui n'avaient pas grand-chose à envier aux médecins aux pieds nus[266] tant vantés par Mao Zedong.

Si le dépistage et la prise en charge s'inscrivent aujourd'hui comme une réussite de la cancérologie tunisienne, avec des perspectives encore méconnues ouvertes par l'Intelligence Artificielle, en revanche la prévention reste le parent pauvre de la stratégie nationale de lutte contre le cancer.

---

[265] Quartier huppé situé au nord de Tunis

[266] Les médecins aux pieds nus (*赤脚医生*) étaient des agriculteurs de la République populaire de Chine, qui recevaient une formation médicale et paramédicale minimale moderne, de six mois au plus, en plus d'une formation en médecine traditionnelle, et qui exerçaient dans les villages

Mais, si cela pourrait un tant soit peu rassurer, c'est le cas dans la plupart des autres pays dans le monde, pour la simple raison que l'être humain préfère éviter de penser à l'idée même de cancer, trop angoissante. On minimise les risques : « Non, ça n'arrive qu'aux autres ».

Notre travail de terrain dans les couloirs les plus sombres des hôpitaux a bien montré – mais nous le savions déjà – que la hantise du diagnostic peut annihiler toute initiative de prophylaxie.

Même si de telles attitudes sont aggravées par l'ignorance, la misère, la ruralité, l'isolement, l'exil pour les migrants, il faut reconnaître qu'elles font partie intégrante de notre mode de vie.

L'autre grand point faible de la stratégie nationale de lutte contre le cancer réside dans le faible soutien psychologique des patients, qu'ils soient en cours de traitement, condamnés ou survivants.

Malgré son importance, il s'agit là d'une dimension largement négligée en Tunisie. Beaucoup de patients souffrent d'anxiété, de dépression, d'isolement voire de stigmatisation, sans pouvoir avoir accès à un accompagnement institutionnalisé adapté.

Fort heureusement, la société civile comble ce vide, avec les moyens du bord, en animant des groupes de parole, en prodiguant de judicieux conseils psychologiques et en proposant un accompagnement social pour aider les malades et leurs familles à mieux affronter la terrible épreuve du cancer.

Nous n'avons guère l'habitude d'achever nos ouvrages sur une note pessimiste, mais il faut reconnaître que, face au cancer, le combat est encore bien loin d'être gagné…

BIBLIOGRAPHIE

La présente bibliographie ne prétend point être exhaustive.
Elle ne contient que les ouvrages, articles ou archives directement utilisés lors de la rédaction de ce volume, rangés dans l'ordre alphabétique du nom de leur auteur

- Abou Bakr al Razi, *Al Haoui ;*
- Abou el Kacem Khalef ibn Abbas al Zahraoui, *Attasrif li man ajiza an al taalif*, Manuscrit de la Bibliothèque nationale, n° 118571 ;
- Ali ibn Abbas al-Majusi, *Al Kiteb al Malaki ;*
- Aloulou Samir, Abdelmoula Bouayed Nouha, *Médecine de précision en cancérologie : un nouveau paradigme*, in *Journal de Régional de Santé de Sfax*, Sfax, Mars 2023 ;
- Al Ramadhan Iman, *Le lexique technique de la médecine arabe. Étude terminologique d'Al-Qanun fi al-tibb d'Ibn Sina (Avicenne, XIème siècle)*, Thèse de doctorat en Linguistique, Université Jean Moulin Lyon 3, Lyon, 2007 ;
- André J. M., Paysan J., *Les amputés en chiffres : épidémiologie. Module de MPR et Appareillage*, Institut Régional de médecine physique et de Réadaptation, Nancy, Avril 2006 :
- Archives nationales de Tunisie, *Séries historiques, dossier 818, carton 69 ;*
- Association Tunisienne d'Assistance aux Malades du Cancer, *Rapport 2022*, ATAMCS, Tunis, 2023 ;
- Bastide Roger, *A travers les civilisations*, in *Echanges* n°98, *Le sens de la mort*, Paris, Novembre 1978 ;
- Ben Abdallah Mansour, *Epidémiologie des cancers en Tunisie. Registre de l'Institut Salah Azaiez*,

Association Tunisienne de Lutte contre le Cancer, Tunis, 1997 ;

- Ben Abdelaziz Hamouda, *El kiteb el bachi*, Tunis, 1776 ;
- Ben Alaya Nissaf Bouafif, Hajjem Said, Ennigrou Samir, Touati Mohamed, Ben Hamida Abdelmajid, Zouari Béchir, *Déclaration des causes de décès en Tunisie*, in *Tunisie Médicale*, 2000, 78 (12), pp. 713-718 ;
- Benbakhta B., Tazi M., Benjaafar N., Khattabi A., Maaroufi A., *Determinants of patient and health system delays for women with breast cancer in Morocco, 2013*, in *Revue d'épidémiologie et de santé publique*, juin 2015, 63 (3), pp. 191-201 ;
- Ben Fatma L., Belaid I., Said N., Gahbiche S., Hochlef M., Chabchoub I., Ezzairi F., Ben Ahmed S., *Quelles raisons au retard diagnostique des cancers du sein en Tunisie ?*, in *La Tunisie médicale*, Volume 96 (10/11), Tunis, 2018 ;
- Ben Haj Abdelaziz, *La mortalité en Tunisie, Thèse de Doctorat de 3ème cycle en Démographie*, Université de Paris I, Paris, 1990 ;
- Ben Nefissa Kmar, Gaumer Benoit, *Etienne Burnet le Tunisien. Itinéraire mouvement d'un pastorien philosophe*, Ka' éditions, Tunis, 2023 ;
- Ben Rejeb Abdelkhalek, Ghazouani Najet, *La pathologie dans la médecine arabo-islamique*, Académie tunisienne des Sciences, des Lettres et des Arts Beit al Hikma, Carthage, 2010 ;
- Ben Rjeb Riadh, *Destin, discours et société*, Centre de Publication Universitaire, Tunis, 2006 ;
- Bernard Marc, *La mort de la bien-aimée*, Gallimard, paris, 1972 ;
- Bichat Xavier, *Œuvres chirurgicales de P.J. Desault*, Devilliers, Paris, 1798 ;

- Bloog H. J. G., Lemerle Jean, Neidhardt M. K., Voute P. A., *Cancer in children. Clinical management*, Springer Verlag, Berlin, 1975 ;
- Bouhdiba Sofiane, *Demos. Manuel de démographie*, Université de Tunis, Tunis, 2020 ;
- Bouhdiba Sofiane, *Die Bedeutung des Konzeptes Baraka in Stadtischen Armenmilieu in Tunesien gestern, heute und morgen*, in *Curare 29 (2006) 2+3 Migrationspsychologie, Medizinetthnologie zu Hause und Islamische Kultur in Europa heute*, Arbeitsgemeinschaft Ethnologie und Medizin, Berlin ;
- Bouhdiba Sofiane, *La chair et la scie. L'Amputation, de la préhistoire à nos jours*, L'Harmattan, Paris, 2022 ;
- Bouhdiba Sofiane, *La mortalité urbaine en Tunisie*, Centre de Publication Universitaire, Tunis, 2012 ;
- Bouhdiba Sofiane, *Le côté obscur de la médecine. Mauvais médecins et médecins mauvais, de l'Antiquité à nos jours*, L'Harmattan, Paris, 2019 ;
- Bouhdiba Sofiane, *Six millions de femmes. Femme et population en Tunisie*, L'Harmattan, Paris, 2018 ;
- Bouhdiba Sofiane, *Vieillir en Tunisie*, L'Harmattan, Paris, 2017 ;
- Bourdelais Patrice, Raulot Jean-Yves, *Une peur bleue. Histoire du choléra en France*, Payot, Paris, 1930 ;
- Brelet Claudine, *Médecines du monde*, Robert Laffont, Paris, 2002 ;
- Broca Paul, *Traité des tumeurs*, P. Asselin, Paris, 1866 ;
- Buchan Guillaume, *Médecine domestique ou Traité complet des moyens de conserver en santé, et de guérir les maladies, par le régime et les remèdes*

simples : Ouvrage utile aux personnes de tout état, et mis à la portée de tout le monde, Froullé, Paris, 1789 ;

- Burdel J. B. A., *Essai sur le cancer des mamelles, Thèse de doctorat de la faculté de médecine de Paris*, Paris, 1802 ;
- Callens Stéphane, *Amputations : un cycle de l'éthique médicale*, in *Éthique et économique*, 13 (1), 2016 ;
- Celsus Aulus Cornelius, *De arte medica* ;
- Centre d'Action Laïque de la Province de Namur, *A corps perdu. La mort en face*, Mardaga, Anvers, 2010 ;
- Chaari Achraf, Ben Nasr Sonia, Labidi Soumaya, Afrit Mehdi, Boussen Hammouda, *Cancers Broncho-pulmonaires non à petites cellules métastatiques : étude tunisienne rétrospective à propos de 100 cas*, in *La Tunisie médicale*, volume 93 (5), Tunis, 2015 ;
- Cherif I., Khiari H., Rahay Khemakhem H., Hsairi M., *Epidémiologie du cancer colorectal chez les sujets âgés en Tunisie, 1990-2019*, in *Revue d'épidémiologie et de santé publique*, 70S, 2022 ;
- Cloquet Jules, *Ablation d'un cancer du sein pendant un sommeil magnétique*, in *Archives générales de médecine*, Société de médecine, Béchet jeune, Paris, 1829 ;
- Cosendey B.-A, *Histoire du traitement du cancer du sein, in Revue médicale de la Suisse romande*, 112 (2), pp. 179-184 ;
- Daremberg Georges, *En Orient et en occident*, Masson, Paris, 1883 ;
- Darmon Pierre, *Les cellules folles*, Plon, Paris, 1993 ;

- De Houppeville Guillaume, *La guérison du cancer au sein*, G. Behourt, Rouen, 1693 ;
- De la Berge Louis Fleury, Monneret Edouard, *Compendium de médecine pratique ou Exposé analytique et raisonné des travaux dans les principaux traités de pathologie interne*, Béchet jeune, Paris, 1837 ;
- De Lint J.-G., *Barthélemy Cabrol, chirurgien du XVIème siècle*, in *Bulletin de la société française d'histoire de la médecine*, 21 (1-2), Paris, 1927, pp. 169-180 ;
- De Maupassant Guy, *La vie errante*, Paris, 1890 ;
- De Mondeville Henri, *Chirurgie de maître Henri de Mondeville, composée de 1306 à 1320*, Félix Alcan, Paris, 1893 ;
- Di Folco Philippe, *Dictionnaire de la mort*, Larousse, Paris, 2010 ;
- Dixit Aabha, *La lutte contre le cancer en Tunisie : changer les perceptions et améliorer l'accès aux soins,* in *International Atomic Energy Agency Bulletin*, IAEA, Vienne, Septembre 2016 ;
- Doll Richard, Peto Richard, *The causes of cancer: quantitative estimates of avoidable risks of cancer in the United States today*, in *Journal of National Cancer Institute*, 66 (6), Juin 1981, pp. 1191-308 ;
- Domart André, Bourneuf Jacques, *Larousse de la médecine*, Larousse, Paris, 1971 ;
- Du Boulay Shirley, *Cicely Sanders : A life and legacy*, Hodder and Staunton, Londres, 1984 ;
- Dupont Véronique, Lelièvre Eva, *La ville, antenne villageoise. Observations indiennes*, in *Actes du colloque Association Internationale des Démographes de Langue Française « Croissance démographique et urbanisation »*, Presses Universitaires de France, Paris, 1993 ;

- Evans A. E, D'Angio G. J., Koop E., *Symposium on Paediatric oncology*, in *Pediatric clinics of North America*, 23, 1973 ;
- Fakhfakh Radhouane, Hsairi Mohamed, Ben Romdhane Habiba, Achour Noureddine, *Mortalité attribuable au tabac en Tunisie en 1997*, in *La Tunisie médicale*, Volume 79, n°08/09, Tunis, 2001, pp. 408-412 ;
- Fouquier P.-E., Ratier F.-S., *Traité de médecine en huit livres*, J.-B. Baillière, Paris, 1824 ;
- Fourati Maher, *Santé et médecine en Tunisie*, Médicalis, Tunis, 2003 ;
- Gerald Michael, *Le beau livre des remèdes et des médicaments. Des plantes médicinales aux thérapies géniques*, Dunod, Paris, 2014 ;
- Glaser Barney et Strauss Anselm, *Awareness of dying*, Aldine Publishing Company, Chicago, 1965 ;
- Gourevitch Danielle, *Le Triangle hippocratique dans le monde gréco-romain : le malade, sa maladie et son médecin*, Ecole française de Rome, 1984 ;
- Grisart Jacques, Berquin Anne, *La douleur ne me lâche pas. Comprendre la douleur chronique pour s'en détacher*, Mardaga, Paris, 2017 ;
- Grmek Mirko Dražen, *La paléopathologie des tumeurs osseuses malignes*, in *Histoire des sciences médicales*, 9, n°1, 1975-1976, pp. 21-50
- Grmek Mirko Dražen, *Les maladies à l'aube de la civilisation occidentale*, Payot, Paris, 1983 ;
- Hadhri S., *Stress parental et adaptation psychologique face au cancer de l'enfant*, 2020 ;
- Hajjem Said, *Le système national d'information sur les causes médicales de décès. Entraves spécifiques, synthèse des principaux résultats de*

l'année 2013 et perspectives, Unité de recherche sur le vieillissement et les causes médicales de décès, Institut National de la Santé Publique, Tunis, mars 2015 ;

- Hammami S., *Mental health issues in children with cancer in Tunisia*, in *Tunis Medical Journal*, Tunis, 2019 ;
- Harizi Chahida, Bellali Hédia, Hchaichi Aicha, Hamzaoui Agnès, Kouni Chahed Mohamed, *Estimation du coût de la prise en charge du cancer broncho-pulmonaire en Tunisie*, in *Eastern Mediterranean Health Journal*, Volume 24 n° 10, Organisation Mondiale de la Santé, Genève, 2018, pp. 988-993 ;
- Heister Lorenz, *Institutions de chirurgie, où l'on traite dans un ordre clair et nouveau de tout ce qui a rapport à cet art*, tome III, Section IV, Chapitre CVII, Niel, Avignon, 1770 ;
- Herzlich Claudine, Pierret Janine, *Malades d'hier, malades d'aujourd'hui*, Payot, Paris, 1984 ;
- Hippocrate, *Epidémies I* ;
- Hœrni Bernard, *Cancer*, in Marzano Michela, *Dictionnaire du corps*, Presses Universitaires de France, Paris, 2007 ;
- Hœrni Bernard, *Cancer et littérature*, in *Histoire des sciences médicales*, tome L, n°2, 2016, p. 199 ;
- Hsairi Mohamed, Ben Gobrane Heger, Ben Alaya Nissaf, Bellaaj Ridha, Achour Noureddine Achour, *Connaissances et attitudes des étudiants en fin d'études médicales vis-à-vis des dépistages des cancers du col utérin et du sein*, in *Santé publique*, Volume 19, n°2, Tunis, 2007, pp. 119-132 ;
- Ibn Sina, *Kitab al Qanûn fi al Tibb,* Ezzeddine, Beyrouth, 1993 ;

- Institut National de la Statistique, *Annuaires statistiques de la ville de Tunis*, INS, Tunis, 1947 ;
- Institut National de la statistique, *Enquête par grappes à indicateurs multiples (MICS)*, INS, Tunisie, 2023 ;
- Jankélévitch Vladimir, *Penser la mort ?*, Liana Levi, Paris, 1994 ;
- Jemâa Mohamed, *Cancer diagnosis in Tunisian public structures: too little, too late,* in *Eurasian Journal of Medical Advances*, 2023 3(4), pp. 160-163
- Junker-Tschopp Chantal, *Corps amputé, corps appareillé : comment reconstruire et réinvestir ce corps malmené dans son unité ? Perspectives neuro-psychomotrices*, in *Psychomotricité*, Genève, 2012 ;
- Kant Emmanuel, *Métaphysique des Mœurs. Doctrine de la vertu*, Delbos, 1785 ;
- Karinthy Frigyes, *Voyage autour de mon crâne*, V. Hamy, Paris, 1990 ;
- Keil G., *So-called initial description of phantom pain by Ambroise Paré*, in *Fortschritte der Medizin*, volume 108, n° 4, 1990, pp. 62-66 ;
- Khanfir Afef, Toumi N., Masmoudi A., Hdijib S., Elloumi M., Makni S., Boudaouara T., Daoud J., Frikha M., *Maladie de Hodgkin de l'enfant dans le sud tunisien : étude de 23 cas*, in *Cancer/Radiothérapie* n° 11, 2007, pp. 241-246 ;
- Khanfir F., Bouattour A., Tborbi H ; Cheker F., Trigui K., Ben Mefteh I., Louati D., Chaabene K., Derbel M., *Etude épidémiologique du cancer du sein chez les femmes âgées*, in *Journal de l'Information Médicale de Sfax*, Faculté de médecine de Sfax, Sfax, 2020 ;

- Khémiri N., *Psychological impact of childhood cancer on parents*, in *Cancer Control Journal*, 2021 ;
- Kübler-Ross Elisabeth, *On Death and Dying*, Macmillan, New York, 1969 ;
- Labidi Lilia, Nacef Tawfiq, *Deuil impossible*, Sahar, Tunis, 1993 ;
- Ladevèze Marion, Levasseur Gwénola, *Le médecin généraliste et la mort de ses patients*, in *Pratiques et organisation des soins*, Volume 41, n°1, janvier-mars 2010, pp. 65-72 ;
- Lazaar-Ben Gobrane Heger, Hajjem Said, Aounallah-Skhiri Hajer, Achour Noureddine, Hsairi Mohamed, *Mortalité par cancer en Tunisie : calcul des années de vie perdues*, in *Santé publique*, volume 23, n°1, Institut National de la Santé Publique, Tunis, 2011, pp. 31-40 ;
- Lecourt Dominique, *Dictionnaire de la pensée médicale*, Presses Universitaires de France, Paris, 2004 ;
- Le Goff Jacques, Sournia Jean-Charles, *Les maladies ont une histoire*, Seuil, Paris, 1985 ;
- Lemerle Jean, *Les Cancers de l'enfant*, Flammarion, Paris, 1989 ;
- Lemerle Jean, Barsaoui S., Harif M., Hireche K., Ladjadj Y., Moreira C., Andoh J., Doumbé P., Togo B., Kam L., Rafaramino F., Patte C., Tournade M-F., Raphael M., Boccon-Gibod L., Malloni B., Raquin M.-A., Msefer Alaoui F., *Le traitement des cancers de l'enfant en Afrique. Travaux du groupe franco-africain d'oncologie pédiatrique*, in *Médecine Tropicale*, 67-5, 2007, pp. 497-504 498 ;

- Leroy Amand-Joseph, *Dissertation sur le cancer des mamelles*, Thèse de doctorat de la faculté de médecine de Strasbourg, Strasbourg, 1829 ;
- Le Vacher Gilles, *Dissertation sur le cancer des mamelles,* Charnet, Bruxelles, 1740 ;
- Mahjoub Najet, Ben Salem Kamel, Mokrani Amina, Mansouri Houyem, Achouri Leila, Chraiet Nesrine, Fehri Rania, *Profil épidémiologique et anatomopathologique du cancer du sein dans la région du Nord-Ouest de la Tunisie*, in *La Tunisie médicale*, Volume 99 (04), 2021, pp. 441-448 ;
- Meddeb Khédija, Zaagari Souad, Letaif Feriel, Mokrani Amina, Gabsi Azza, Chrait Nesrine, Ayadi Mouna, Mezlini Amel, *Anxiété, dépression et qualité de vie chez les mères d'enfants atteints de cancer*, in *Cancer control*, pp. 78-81 ;
- Melzack Ronald, *Pain*, in *Wire cognitive sciences*, Octobre 2012 ;
- Merleau-Ponty Maurice, *L'Union de l'âme et du corps chez Malebranche, Biran et Bergson*, Vrin, Paris, 1997 ;
- Merleau-Ponty Maurice, *Phénoménologie de la perception*, Gallimard, Paris, 1945 ;
- Mestiri Said, *Abulcassis, grand maître de la chirurgie arabe*, Arcs éditions, Tunis, 1997 ;
- Ministère de la Santé, *Décret n°69-88 du 14 mars 1969, portant organisation de l'Institut national de carcinologie*, in *Journal Officiel de la République Tunisienne* n° 10, 11-14 mars 1969, Imprimerie Officielle de la République Tunisienne, pp. 305-306 ;
- Ministère de la Santé, Institut national de la Santé, *Le système national d'information sur les causes médicales des décès. Statistiques nationales sur les*

causes des décès en Tunisie 2021, INSP, Tunis, Mars 2024 ;

- Ministère de la Santé, *Plan pour la lutte contre le cancer en Tunisie 2015-2019*, Tunis, Février 2015 ;
- Ministère de la Santé, Institut Salah Azaiez, *Registre du cancer Nord Tunisie. Registre des Cancers. Données 2010-2014*, Tunis, Mars 2021 ;
- Ministère de la Santé, Institut Salah Azaiez, *Registre du cancer Sud Tunisie. Registre des Cancers. Données 2010-2014*, Tunis, Mars 2021 ;
- Mitchell Silar Weir, *Phantom limbs*, in *Lippincott's Magazine of Popular Literature and Science*, volume 8, Philadelphie, 1871, pp. 563–569
- Nicolle Charles, *La destruction de la Tunis arabe : l'argument des démolisseurs*, in Dépêche tunisienne, Tunis, 20 avril 1921 ;
- Paré Ambroise, *La Méthode de traicter les playes faites par les arquebuses et aultres bastons à feu*, 1545 ;
- Paré Ambroise, *Les œuvres d'Ambroise Paré, conseiller et premier chirurgien du roy. Le septième livre. Des tumeurs et contre nature en général, chapitre XXXI, Cure du chancre par l'œuvre manuelle du chirurgien*, Gabriel Buon, Paris, 1585, p. 287
- Pelchat D., Lefebvre H., Perreault M., *Differences and similarities between mothers' and fathers' experiences of parenting a child with a disability*, in *Journal of Child Health Care*, 7 (4), 2003, pp. 231-247 ;
- Pelchat D., Ricard N., Bouchard J. M., Perreault M., Saucier J. F., Berthiaume M., *Adaptation of parents in relation to their six-months-old infant's*

type of disability. Child, in *Care, Health and Development*, 25 (4), 1999, pp. 377-397

- Petit Jean-Louis, *Traité des maladies chirurgicales et des opérations qui leur conviennent*, Tome I, Firmin Didot le jeune, Paris, 1774 ;
- Ramachandran Vilayanur et Hirstein William, *The perception of phantom limbs : The D.O. Hebb lecture*, in *Brain n°*9, 1998, pp. 1603–1630 ;
- Rebai Manel, Ben Othmen Houda, Masmoudi Mounir, Ayadi Inès, Khanfir Afef, *Evaluation de la connaissance des médecins de la santé publique du sud de la Tunisie sur la prévention et le dépistage des cancers en première ligne*, in *Journal Régional de santé de Sfax* n°1, , Sfax, Mars 2023
- République Tunisienne, *Décret 81-1634 du 30 novembre 1981 portant règlement général intérieur des hôpitaux, instituts et centres spécialisés relevant du ministère de la santé publique*, Journal Officiel de la République Tunisienne n° 77, Tunis, 4 décembre 1981 ;
- Rey Alain, *Micro Robert*, Paris, 1988 ;
- *Revue maghrébine d'endocrinologie-diabète et de reproduction* n°4, volume 3, Tunis, Décembre 1997 ;
- Rouëssé Jacques, *Une histoire du cancer du sein en occident. Enseignements et réflexions*, Springer, Paris, 2011 ;
- Saint-Simon, *Mémoires*, Gallimard, Paris, 1985 ;
- Sakorafas Georges H., Safioleas M., *Breast cancer surgery : an historical narrative. Part III. From the sunset of XIXth to the dawn of the XXIst century*, in *European journal of cancer care*, 19 (2), 2010, pp. 145-166 ;

- Sanlorenzo Martina, Vujic Igor, Posch Christian, Cleaver James, Quaglino Pietro, Ortiz-Urda Suzana, *The risk of melanoma in pilots and cabin crew UV measurements in flying airplanes*, in *Journal of the American Medical Association dermatology*, Avril 2015, 151 (4), pp. 450-452 ;
- Schweisguth Odile, *Tumeurs solides de l'enfant*, Flammarion, Paris, 1979 ;
- Service Tunisien des Statistiques, *Situation sanitaire et démographique de la ville de Tunis. Analyse décennale portant sur la période 1940 à 1950 inclus*, STS, Tunis, 1951 ;
- Société Belge de Démographie, *Historiens et populations*, Academia, Louvain La Neuve, 1991 ;
- Thomas Louis-Vincent, *Cinq essais sur la mort africaine*, Faculté des lettres et sciences humaines, Dakar, 1968 ;
- Thomas Louis-Vincent, *Les chairs de la mort. Corps, mort, Afrique, Les empêcheurs de penser en rond*, Paris, 2000 ;
- Tijani Marwa, Sayadi Mouna, Zribi Kaouther, Jbeli Fethi, Zaied Sonia, Daldoul Amira, Ben Salah Yosra, Saidani Zahra, Cherif Ameni, *La gestion de la douleur chez les patients atteints du cancer dans un hôpital tunisien, in Bulletin du Cancer,* volume 108 (5), Mai 2021, pp. 465-471 ;
- *Tunisie médicale* n° 64, Tunis, mai 1989 ;
- Turki Senda, Abouda Maher, Hachicha Amani, Ben Ghachem Dorra, *Neuroblastome de découverte métastatique cervicale*, in *La Tunisie Médicale*, volume 94, n° 2, Tunis, 2016 ;
- Vander Haegen Marie, Etienne A. M., *Evaluation des symptômes somatiques et de la détresse des parents d'un enfant en rémission de cancer*, in

Bulletin de cancérologie, n° 107, 2020, pp. 844–853 ;

- Vespieren Patrick, *Face à celui qui meurt. Euthanasie, acharnement thérapeutique, accompagnement*, Desclée de Brouwer, Paris, 1984 ;
- Ville de Tunis, *Premier essai démographique de la ville de Tunis,* in *Revue politique et parlementaire*, Tunis, juillet 1942 ;
- Ville de Tunis, *Bulletin municipal officiel de la ville de Tunis*, Janvier/février/mars 1910, Tunis ;
- Vincent Louis-Thomas, *La mort aujourd'hui*, Editions du titre, Paris, 1988.
- Wanner Philippe, *Facteurs à l'origine de développer un cancer : les cancers du poumon et du sein*, Academia, Louvain-la-Neuve, 1990 ;

ANNEXES

Annexe 1 : Petit lexique du cancer en Tunisie

Alopécie Chute temporaire des cheveux, des cils et des sourcils. Conséquence habituelle de la chimiothérapie.

Ambulatoire Les traitements ambulatoires sont des traitements chirurgicaux qui s'effectuent en hôpital de jour. Le patient ne passe pas la nuit à l'hôpital, ce qui lui permet de mener une vie à peu près normale.

Anémie Diminution du nombre de globules rouges dans le sang et de l'hémoglobine. La principale conséquence d'une anémie est une très grande fatigue.

Antiémétique Traitements prévenant ou limitant les nausées et les vomissements.

Aplasie Baisse de la teneur en globules blancs (anticorps), globules rouges et plaquettes dans le sang Cela implique une perte du système immunitaire et une plus grande fragilité face aux infections et maladies virales.

Asthénie Etat de fatigue générale, lié au cancer ou au traitement anti-cancéreux.

Bénin Qui n'est pas cancéreux et ne risque donc pas de créer de métastases.

Biopsie Prélèvement d'un morceau de tissu ou d'organe en vue de l'analyser.

Cancer Prolifération anarchique des cellules causant l'apparition de tumeurs. Le cancer peut prendre des dizaines de formes différentes et toucher tous les organes.

Carcinome Cancer de l'épithélium (tissu recouvrant la peau, la paroi interne des appareils respiratoire, digestif, urinaire et génital). La plupart des cancers sont des carcinomes (peau, poumon, sein, utérus…) ;

Cathéter Tube souple et fin en plastique inséré dans une veine afin de faciliter les transfusions et les injections, ainsi que les prélèvements de sang.

Chimiothérapie Traitement médicamenteux chimique visant à détruire les cellules cancéreuses ou empêcher leur multiplication. Elle peut être adjuvante (en complément d'une chirurgie), ou néo-adjuvante (visant à réduire la taille de la tumeur avant un acte chirurgical).

Coelioscopie (ou Laparoscopie) : Intervention chirurgicale permettant l'exploration des organes situés à proximité du nombril (utérus, voies biliaires …) grâce à un endoscope.

Curage ganglionnaire Ablation de ganglions lymphatiques. Le curage axillaire se fait sous le bras, au niveau des ganglions axillaires.

Cytaphérèse Prélèvement de cellules souches du sang avant un traitement lourd afin de pouvoir par la suite les réinjecter au patient et raccourcir la durée d'une éventuelle aplasie.

Dermatite Inflammation de la peau impliquant des démangeaisons, des irritations et des lésions.

Exérèse : Ablation d'une tumeur ou un organe.

Fibrome : Tumeur bénigne.

Fibroscopie : Exploration de l'intérieur du corps à l'aide d'un petit tube muni d'une caméra, introduit par les voies naturelles. Elle permet également d'effectuer des prélèvements en vue d'analyse.

Gliome Tumeur cérébrale touchant le système nerveux central.

Globules blancs Cellules du sang programmées pour lutter contre les infections liées à des microbes (polynucléaires) ou à un virus (lymphocytes).

Globules rouges Cellules du sang transportant l'oxygène vers les organes.

HAD Hospitalisation A Domicile. Le patient bénéficie de soins tout en restant chez lui.

Hôpital de jour Structure d'accueil spécialisée dans l'hospitalisation de courte durée (moins de 12 heures).

Hormonothérapie Traitement adjuvant d'un cancer hormonodépendant (sein, prostate…). Il s'agit d'un traitement général visant à limiter le retour des métastases, par exemple en supprimant l'activité des ovaires avec des médicaments antihormonaux.

Immunodéprimé Patient dont l'organisme, affaibli, a du mal à se défendre.

Immunothérapie Traitement visant à apprendre aux défenses de l'organisme à reconnaître les cellules cancéreuses. On part du principe qu'un cancer se développe parce que les défenses de l'organisme ne reconnaissent pas les cellules cancéreuses comme de mauvaises cellules.

« La maladie sans nom » Désignation populaire du cancer en Tunisie. L'expression se formule systématiquement à voix basse.

Leucémie Cancer du sang. Les cellules malignes se multiplient dans le sang, en provenance de la moelle osseuse, des os ou des ganglions.

Lymphome Cancer du tissu lymphoïque (ganglions lymphatiques et rate).

Lymphœdème Gonflement d'une partie du corps, provoqué par une accumulation de liquide.

Maligne Se dit d'une cellule cancéreuse.

Mammectomie (ou Mastectomie) : Ablation totale d'un sein. Si elle est partielle, on parle de tumorectomie ou quadrantectomie.

Marge de sécurité Tissu que le chirurgien retire en plus, autour de la tumeur en plus de cette dernière afin de limiter les risques de récidive.

Mélanome Tumeur qui se développe dans les mélanocytes, ces cellules qui produisent la mélanine (pigment) et qui se retrouvent dans la peau, les cheveux, les yeux...

Métastases Migration et prolifération de cellules cancéreuses dans un organe ou un tissu situé à distance de la tumeur initiale. On parle alors de tumeur secondaire ou de cancer généralisé.

Neuropathie Complication douloureuse d'une chimiothérapie, due à la toxicité du traitement à l'encontre des nerfs.

Neutropénie Réduction du nombre de globules blancs.

Numération Formule Sanguine (NFS) : Analyse du sang (globules rouges, globules blancs, plaquettes) afin de déterminer si leur nombre est suffisant.

Occlusion intestinale Arrêt partiel ou total de l'activité intestinale au niveau de l'intestin grêle ou du côlon.

Œdème : Gonflement indolore et sans rougeur, au niveau de la peau, qui garde quelques temps l'empreinte du doigt.

Œstrogène Hormone produite par les ovaires.

Palliatif Se dit d'un soin d'accompagnement d'un patient souffrant d'une affection à évolution irréversible. A ne pas confondre avec les soins terminaux qui concernent les tout derniers moments de la vie. Les soins palliatifs n'ont plus un but curatif, mais visent à soulager la douleur physique et psychologique, améliorer le confort du malade, apaiser ses angoisses...

TEP (ou PET) scan : Tomographie par Emission de Positons. Un traceur radioactif permet de visualiser le fonctionnement des organes. Lors de cet examen scintigraphique, les tissus cancéreux apparaissent plus brillants que les autres.

Plaquettes Cellules du sang permettant la coagulation. La réduction des plaquettes augmente le risque d'hémorragie.

Pneumonectomie ou Pneumectomie Ablation d'une partie du poumon.

Pronostic Hypothèse argumentée sur l'évolution probable de la maladie.

Radiothérapie Traitement radioactif, généralement à base de radium. Les rayons X traversent les tissus malades et détruisent les cellules anormales ou en ralentissent le développement.

Rechute Réapparition de signes ou de symptômes signalant la présence du cancer.

Rémission Disparition des symptômes du cancer, ce qui ne signifie pas une guérison, étant donnés les risques de rechute.

Salah Azaïez Désignation populaire de l'unique CHU spécialisé dans la surveillance, le diagnostic et le traitement du cancer en Tunisie.

Saratan **(**السرطان(Cancer en arabe

Scintigraphie Imagerie à base de produits faiblement radioactifs non toxiques, des traceurs, qui sont injectés, puis repérés sur un écran. Cet examen permet de déceler certaines tumeurs ou des métastases.

Soins de support Soins accompagnant les traitements oncologiques.

Thrombopénie Diminution du taux de thrombocytes (plaquettes), ce qui aggrave le risque d'hémorragie.

Traitement adjuvant Traitement administré après le traitement principal pour augmenter les chances de guérison, en empêchant la diffusion des métastases.

Tumeur Masse tissulaire, plus ou moins volumineuse, composée de cellules normales et cancéreuses.

Tumorectomie Ablation de la tumeur tout en préservant l'organe.

Virus Agents transmissibles, le plus souvent pathogènes et responsables de nombreuses maladies. Les virus peuvent provoquer des cancer : Papillomavirus (cancer du col de l'utérus), Hépatite B (cancer du foie), Epstein-Barr (cancer du naso-pharynx et certains lymphomes).

Annexe 2 : Quelques idées reçues concernant le cancer

Nous avons été surpris de constater que, même au sein de la population estudiantine que nous fréquentions régulièrement, le cancer reste encore largement méconnu, voire inconnu.

Nous avons ainsi été en mesure d'identifier quelques idées fausses sur le cancer en Tunisie. Si quelques-unes de ces idées reçues sont spécifiques à la société tunisienne, en revanche elles nous semblent majoritairement universelles

« Toutes les tumeurs sont cancéreuses ! »
Faux : Le cancer apparaît lorsqu'une anomalie se produit dans le cycle naturel de multiplication et de réplication des cellules du corps humain. Certaines tumeurs sont bénignes et peuvent être détruites en cours de croissance par les mécanismes de défense du corps humain.

« On peut guérir définitivement d'un cancer ! »
Vrai : L'incidence du cancer augmente, mais sa létalité diminue. On parle de guérison lorsque plus aucun signe de maladie n'est détecté à l'issue d'une période de cinq ans de suivi du patient après la fin des traitements.

« Si ma mère et ma grand-mère ont eu un cancer du sein, j'en aurai forcément un ! »
Faux : On estime aujourd'hui à seulement 5 à 10% les cancers résultant d'une prédisposition héréditaire, donc transmissible. Concernant le cancer du sein, 90% des cas surviennent sans prédisposition génétique identifiée. A contrario, l'absence d'antécédents familiaux n'est pas un signe de risque zéro.

« Les déodorants et le soutien-gorge favorisent le cancer du sein ! »

Faux : Aucune étude épidémiologique menée chez l'homme n'a montré ce lien.

« Il faut affamer la tumeur pour la tuer ! »

Faux : Le jeûne et les régimes aucun effet sur la guérison d'un cancer, ni sur le risque d'en développer un. Au contraire, un régime peut constituer un risque d'aggravation de la dénutrition et de la sarcopénie (diminution progressive de la masse musculaire, de la force musculaire et de la performance) liées au traitement anti-cancéreux.

« Le tabac représente le premier facteur de risque évitable de cancer ! »

Vrai : Le tabac est responsable des cancers du poumon (même pour les fumeurs passifs), de la gorge, et dans une moindre mesure la vessie, le foie, le pancréas, l'estomac, le rein, le col utérin, le sein, le colon, l'ovaire, ainsi que certaines leucémies. Le tabac est de plus le premier facteur de risque évitable de mortalité dans le monde.

« Faire du sport permet de mieux lutter contre le cancer ! »

Vrai : L'exercice d'une activité physique régulière réduit l'altération des capacités cardio-respiratoires et musculaires chez les patients atteints de cancer. Le sport améliore également la tolérance des traitements. Enfin, l'obésité peut favoriser la survenue de certains cancers, tels celui de l'utérus.

« Participer à une étude clinique, c'est être un cobaye ! »

Faux : Un essai clinique est une étude scientifique éthiquement encadrée, visant à évaluer la tolérance et l'efficacité d'une méthode diagnostique ou thérapeutique. Le cancérologue propose au patient un essai clinique parce qu'il pense qu'il pourra bénéficier, à un moment de sa prise en charge, de nouveaux médicaments avec des mécanismes d'action différents. L'essai clinique est proposé dans l'intérêt du patient et doit d'abord être considéré comme une opportunité.

« On peut soigner le cancer avec des comprimés ! »

Vrai : La chimiothérapie par comprimé est une thérapie ciblée, qui présente moins d'effets secondaires que les chimiothérapies classiques. Par ailleurs, le traitement se faisant domicile, les risques d'infections nosocomiales sont réduits.

« Quand on est vieux, il y a moins d'urgence à traiter le cancer ! »

Faux : Même si le vieillissement peut favoriser la survenue d'un cancer, ce dernier évolue de la même façon chez les sujets âgé et jeune.

« Le vin rouge protège du cancer ! »

Faux : Aucune boisson alcoolisée n'a d'effet protecteur vis-à-vis du cancer. La consommation d'alcool peut même être toxique pour l'organisme pendant un traitement. Les produits réputés « bons pour la santé » (huile, miel…) n'ont pas non plus un effet thérapeutique, ni même prophylactique prouvé.

« Le thé vert protège du cancer ! »

Vrai : Même si l'effet bénéfique du thé vert contre le cancer chez l'Homme n'a pas été scientifiquement prouvé, la catéchine, substance présente dans la boisson, a la propriété de bloquer la croissance des cellules cancéreuses et leur aptitude à se disséminer.

« La mammographie peut provoquer un cancer ! »

Vrai-Faux : Même si la mammographie expose aux rayons ionisants, les doses restent infimes. De toutes manières, le bénéfice du dépistage est largement supérieur au risque de développer un cancer suite à une mammographie.

« Le dépistage systématique provoque un surdiagnostic ! »

Vrai : Le dépistage systématique augmente le risque de traiter inutilement une personne, au sens où elle ne serait pas décédée de ce cancer, et n'aurait même pas eu de symptômes.

(Source : entretiens de l'auteur avec des cancérologues)

Annexe 3 : Classification Internationale des Maladies CIM 11 pour les statistiques de mortalité et de morbidité

01 Certaines maladies infectieuses ou parasitaires

02 Tumeurs

- Tumeurs du cerveau ou du système nerveux central
  - 2A00 Tumeurs primitives du cerveau
  - 2A01 Tumeurs primitives des méninges
  - 2A02 Tumeur primitive de la moelle épinière, des nerfs crâniens ou d'autres parties du système nerveux central
  - 2A0Z Tumeurs du cerveau ou du système nerveux central, sans précision
- Tumeurs de tissus hématopoïétiques ou lymphoïdes

- Tumeurs myéloprolifératives
- Syndromes myélodysplasiques
- Maladie myélodysplasique et myéloproliférative
- Tumeurs myéloïdes et lymphoïdes à éosinophiles avec anomalies du PDGFRA, PDGFRB ou du FGFR1
- 2A60 Leucémies myéloïdes aigües et tumeurs précurseurs apparentées
- 2A61 Leucémies aigües de lignée ambiguë
- Tumeurs lymphoïdes à cellules précurseurs
- Tumeurs à cellules B matures
- Tumeurs à lymphocytes T ou à cellules NK matures
- 2B30 Lymphome de Hodgkin
- 2B31 Tumeurs à cellules histiocytaires ou dendritiques
- 2B32 Troubles lymphoprolifératifs associés à l'immunodéficience
- 2B33 Tumeurs hématopoïétiques malignes, sans autre précision
- 2B3Z Tumeurs de tissus hématopoïétiques ou lymphoïdes, sans précision

* Tumeurs malignes, à l'exception des tumeurs primitives des tissus lymphoïdes, hématopoïétiques, du système nerveux central ou ses tissus connexes
  - Tumeurs malignes, déclarées ou supposées primitives, de localisations précisées, à l'exception des tissus lymphoïde, hématopoïétique, du système nerveux central ou de tissus apparentés
  - Tumeurs malignes de localisations primitives mal définies ou non précisées [possible translation]

- Métastases de tumeur maligne

- Tumeurs in situ, à l'exception des tissus lymphoïdes, hématopoïétiques, du système nerveux central ou des tissus apparentés
    - 2E60 Carcinome in situ de la cavité buccale, de l'œsophage ou de l'estomac
    - 2E61 Carcinome in situ d'organes digestifs autres ou non précisés
    - 2E62 Carcinome in situ de l'oreille moyenne ou du système respiratoire
    - 2E63 Mélanome in situ
    - 2E64 Carcinome in situ de la peau
    - 2E65 Carcinome in situ du sein
    - 2E66 Carcinome in situ du col utérin
    - 2E67 Carcinome in situ d'organes génitaux, autres ou non précisés
    - 2E68 Carcinome in situ de la vessie
    - 2E69 Carcinome in situ d'organes urinaires, autres ou non précisés
    - 2E6A Carcinome in situ de l'œil ou des annexes oculaires
    - 2E6B Carcinome in situ de la thyroïde et d'autres glandes endocrines
    - 2E6Y Carcinome in situ d'autre localisation précisée
    - 2E6Z Carcinome in situ de localisation non précisée
- Tumeurs bénignes, à l'exception des tissus lymphoïdes, hématopoïétiques, du système nerveux central ou des tissus apparentés
    - Tumeurs bénignes du mésenchyme
    - Tumeurs bénignes non-mésenchymateuses
    - 2F5Y Autres tumeurs bénignes précisées, à l'exception des tissus lymphoïdes,

hématopoïétiques, du système nerveux central ou des tissus apparentés
    - 2F5Z Tumeurs bénignes, à l'exception des tissus lymphoïdes, hématopoïétiques, du système nerveux central ou des tissus apparentés, sans précision
- Tumeurs à évolution imprévisible, à l'exception des tissus lymphoïdes, hématopoïétiques, du système nerveux central ou des tissus apparentés
    - 2F70 Tumeurs à évolution imprévisible de la cavité buccale ou des organes digestifs
    - 2F71 Tumeurs à évolution imprévisible de l'oreille moyenne, des organes respiratoires ou intrathoraciques
    - 2F72 Tumeurs à évolution imprévisible de la peau
    - 2F73 Tumeurs à évolution imprévisible du rétropéritoine
    - 2F74 Tumeurs à évolution imprévisible du péritoine
    - 2F75 Tumeurs à évolution imprévisible du sein
    - 2F76 Tumeurs à évolution imprévisible d'organes génitaux féminins
    - 2F77 Tumeurs à évolution imprévisible d'organes génitaux masculins
    - 2F78 Tumeurs à évolution imprévisible d'organes urinaires
    - 2F79 Tumeurs à évolution imprévisible de l'œil ou des annexes oculaires
    - 2F7A Tumeurs à évolution imprévisible des glandes endocrines
    - 2F7B Tumeurs à évolution imprévisible de l'os ou du cartilage articulaire

  - 2F7C Tumeurs à évolution imprévisible du tissu conjonctif ou autre tissu mou
  - 2F7Y Autres tumeurs à évolution imprévisible, à l'exception des tissus lymphoïdes, hématopoïétiques, du système nerveux central ou des tissus apparentés
  - 2F7Z Tumeurs à évolution imprévisible, à l'exception des tissus lymphoïdes, hématopoïétiques, du système nerveux central ou des tissus apparentés, sans précision
- Tumeurs à évolution inconnue, à l'exception des tissus lymphoïdes, hématopoïétiques, du système nerveux central ou des tissus apparentés
  - 2F90 Tumeurs à évolution inconnue de la cavité buccale ou des organes digestifs
  - 2F91 Tumeurs à évolution inconnue de l'oreille moyenne, des organes respiratoires ou intrathoraciques
  - 2F92 Tumeurs à évolution inconnue de la peau
  - 2F93 Tumeurs à évolution inconnue du rétropéritoine
  - 2F94 Tumeurs à évolution inconnue du péritoine
  - 2F95 Tumeurs à évolution inconnue du sein
  - 2F96 Tumeurs à évolution inconnue d'organes génitaux féminins
  - 2F97 Tumeurs à évolution inconnue d'organes génitaux masculins
  - 2F98 Tumeurs à évolution inconnue des organes urinaires
  - 2F99 Tumeurs à évolution inconnue de l'œil ou des annexes oculaires

    - 2F9A Tumeurs à évolution inconnue des glandes endocrines
    - 2F9B Tumeurs à évolution inconnue de l'os ou du cartilage articulaire
    - 2F9C Tumeurs à évolution inconnue du tissu conjonctif ou d'autres tissus mous
    - 2F9Y Autres tumeurs à évolution inconnue
    - 2F9Z Tumeurs à évolution inconnue, sans précision
- Syndromes héréditaires de prédisposition au cancer
    - 2C65 Syndrome héréditaire de prédisposition au cancer du sein et de l'ovaire
    - 5C50.11 Tyrosinémie de type 1
    - LD2D.3 Syndrome de Gardner
    - LD2D.0 Syndrome de Peutz-Jeghers
    - LD2D.10 Neurofibromatose de type 1
    - LD2D.11 Neurofibromatose de type 2
    - LD2D.12 Neurofibromatose de type 3
    - LD2D.2 Sclérose tubéreuse
    - LD2D.4 Syndrome de Gorlin
    - LD27.1 Xeroderma pigmentosum
    - LD2F.15 Syndrome de Noonan

03 Maladies du sang ou des organes hématopoïétiques

04 Maladies du système immunitaire

05 Maladies endocriniennes, nutritionnelles ou métaboliques

06 Troubles mentaux, comportementaux ou neurodéveloppementaux

07 Troubles du cycle veille-sommeil

08 Maladies du système nerveux

09 Maladies de l'appareil visuel

10 Maladies de l'oreille ou de l'apophyse mastoïde

11 Maladies de l'appareil circulatoire

12 Maladies de l'appareil respiratoire

13 Maladies de l'appareil digestif

14 Maladies de la peau

15 Maladies du système musculosquelettique ou du tissu conjonctif

16 Maladies de l'appareil génito-urinaire

17 Affections liées à la santé sexuelle

18 Grossesse, accouchement ou puerpéralité

19 Certaines affections dont l'origine se situe dans la période périnatale

20 Anomalies du développement

21 Symptômes, signes ou résultats d'examen clinique, non classés ailleurs

22 Lésions traumatiques, intoxications ou certaines autres conséquences de causes externes

23 Causes externes de morbidité ou de mortalité

24 Facteurs influant sur l'état de santé ou motifs de recours aux services de santé

25 Codes d'utilisation particulière

26 Chapitre supplémentaire Affections de Médecine traditionnelle

V Section supplémentaire pour l'évaluation du fonctionnement

X Codes d'extension

(Source : Organisation Mondiale de la Santé)

Annexe 4 : Pyramide des âges, Tunisie, 2024

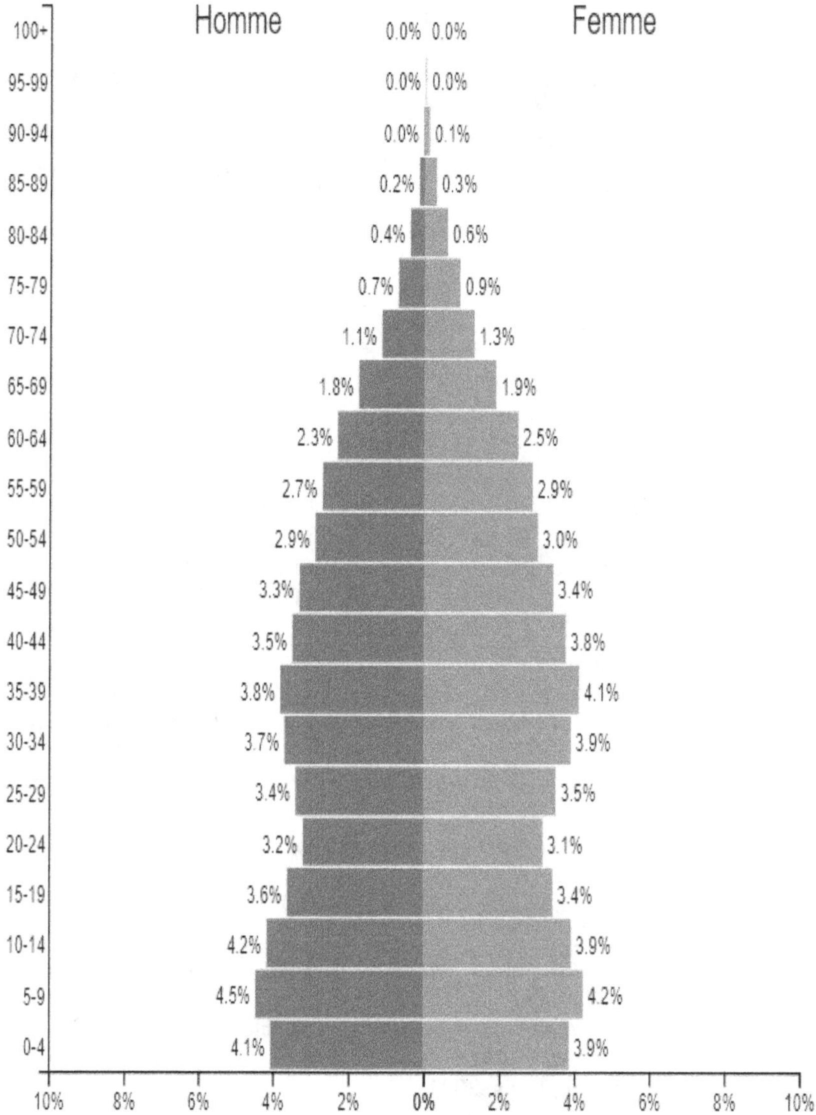

(Source : Institut National de la Statistique, 2025)

Du même auteur :

- *La mortalité urbaine en Tunisie,* Centre de Publication Universitaire, Tunis, 2012 ;
- *Médecin du bled. Sur les pas du médecin de colonie dans le Protectorat tunisien (1881-1956),* L'Harmattan, Paris, 2013 ;
- *Gorée, porte sans retour. La mortalité des captifs à bord des navires négriers*, L'Harmattan, Paris, 2014 ;
- *L'ennemi invisible. La vérité sur la mort des soldats,* Pierre de Taillac, Paris, 2015 ;
- *Pavillon jaune. Histoire de la quarantaine, de la Peste à Ebola,* L'Harmattan, Paris, 2016 ;
- *Vieillir en Tunisie*, L'Harmattan, Paris, 2017 ;
- *Dans le sillage des médecins de marine, de l'Antiquité à nos jours*, L'Harmattan, Paris, 2018 ;
- *Six millions de femmes. Femme et population en Tunisie*, L'Harmattan, Paris, 2018 ;
- *Jeunes de Tunisie*, L'Harmattan, Paris, 2019 ;
- *Le côté obscur de la médecine. Mauvais médecins et médecins mauvais, de l'Antiquité à nos jours*, L'Harmattan, Paris, 2019 ;
- *Mort barbare. Histoire des techniques d'exécution abandonnées par la Civilisation*, Université de Tunis, Tunis, 2020 ;
- *Histoire sociale du café*, SIMPACT, Tunis, 2020 ;
- *De Carthage à Lampedusa. La migration en Tunisie*, L'Harmattan, Paris, 2020 ;
- *Covid 19. Le retour de la peste*, L'Harmattan, Paris, 2020 ;
- *Demos. Manuel de démographie*, Université de Tunis, Tunis, 2020 ;
- *La mortalité des motards. La mort au guidon.*, L'Harmattan, Paris, 2021 ;
- *Abdelwahab Bouhdiba. L'enfant de Kairouan*, Université de Tunis, Tunis, 2021 ;
- *Le mariage en Tunisie. Entre continuité et rupture*, L'Harmattan, Paris, 2022 ;
- *La chair et la scie. L'amputation, de la Préhistoire à nos jours*, L'Harmattan, Paris, 2022 ;
- *Le sida en Tunisie. Un mal méconnu,* L'Harmattan, Paris, 2023.
- *Histoire médico-sociale de l'urine, de l'antiquité à nos jours*, L'Harmattan, Paris, 2024 ;
- *La mortalité infantile en Tunisie. Histoire, culture, pratiques*, L'Harmattan, Paris, 2024 ;
- *Les chantiers de la mort. La mortalité des ouvriers de l'antiquité à nos jours*, L'Harmattan, Paris, 2025.

Structures éditoriales du groupe L'Harmattan

L'Harmattan Italie
Via degli Artisti, 15
10124 Torino
harmattan.italia@gmail.com

L'Harmattan Hongrie
Kossuth l. u. 14-16.
1053 Budapest
harmattan@harmattan.hu

L'Harmattan Sénégal
10 VDN SICAP AMITIE 3
BP 45034 Dakar-Fann
direction@senharmattan.com

L'Harmattan Cameroun
Tsinga/Derrière polyclinique FECAFOOT
BP 11486 Yaoundé
Jacques.koukam@harmattan.fr

L'Harmattan Burkina Faso
Villa 281, secteur 23 623, rue 14.32
Ouagadougou
zagbie@outlook.fr

L'Harmattan Guinée
Almamya, rue KA 028 OKB Agency
BP 3470 Conakry
harmattanguinee@yahoo.fr

L'Harmattan RDC
185, avenue Nyangwe
Commune de Lingwala – Kinshasa
matangilamusadila@yahoo.fr

L'Harmattan Congo
219, avenue Nelson Mandela
BP 2874 Brazzaville
deunovmikhael@gmail.com

L'Harmattan Mali
Immeuble Mgr Jean Marie Cissé
Aci Hamadallaye
BP 145 Bamako
syllaka@yahoo.fr

L'Harmattan Togo
Djidjole – Maison Amela
face EPP BATOME
02 BP 20680 Lomé
didieramela11@gmail.com

L'Harmattan Côte d'Ivoire
Résidence Karl – Cité des Arts
Abidjan-Cocody
03 BP 1588 Abidjan
harmattan.ivoire@gmail.com

L'Harmattan Bénin
Rue 604, (Immeuble à l'entrée
de la rue UCAO- Cite de Saint-Jean)
Cotonou
stepcorpus@gmail.com

Nos librairies en France

Librairie internationale
16, rue des Écoles
75005 Paris
librairie.internationale@harmattan.fr
01 40 46 79 11
www.librairieharmattan.com

Librairie des savoirs
21, rue des Écoles
75005 Paris
librairie.sh@harmattan.fr
01 46 34 13 71
www.librairieharmattansh.com

www.ingramcontent.com/pod-product-compliance
Lightning Source LLC
LaVergne TN
LVHW011019061026
849535LV00006B/1963
* 9 7 8 2 3 3 6 5 4 8 0 4 3 *